Die Deutsche Bibliothek – CIP-Einheitsaufnahme

GK 2 : 1. Staatsexamen ; die 290 Originalfragen ausführ-
lich und präzise kommentiert ; mit den offiziellen Lösun-
gen. – München : Urban & Fischer Verlag

Früher u.d.T.: Kommentierte Staatsexamensfragen zum 1. Abschnitt
der ärztlichen Prüfung

8/99. Michael Stein ; Jens-Peter Staub.
Antwortkommentare. – 2000
ISBN 3-437-42041-0
NE: Stein, Michael

Satz: Susanne Weigl, Neumarkt i.d.OPf.
Druck: Bosch-Druck, Landshut · Printed in Germany

ISBN 3-437-42041-0

1. Pathologie und Neuropathologie
(Fragen 1.1 – 1.51)

1.1 Antwort: B

Zwiebelschalenförmig angeordnete Tumorzellen mit konzentrisch geschichteter zentraler Verkalkung (= Durapsammome) sind typisch für **Meningeome (B)**. Diese meist gutartigen Tumoren entwickeln sich aus den Granulationes arachnoideales (= Pacchionischen Granulationen, Meningothelien) und erscheinen makroskopisch als mit der Dura fest verwachsene, rundliche Tumoren fester Beschaffenheit, die langsam in die Hirnsubstanz vorwachsen und nach chirurgischer Entfernung eine günstige Prognose aufweisen. Sie zählen zu den häufigsten intrakraniellen Tumoren beim Erwachsenen und treten bevorzugt ab der 50. Lebensjahr bei Frauen auf.
Zur Wiederholung charakteristische histologische Merkmale von ZNS-Tumoren:
Neurinome (A): palisaden- oder fischzugartige Anordnung der Zellkerne.
Glioblastom (C): makroskopisch ist die Schnittfläche von Nekrosen und Blutungen durchsetzt (= Leopardenfellstruktur).
Medulloblastom (D): Pseudorosettenbildung der Zellkerne (Homer-Wright-Rosette).
Astrozytom (E): perivaskuläre Pseudorosetten.
Oligodendrogliom: gleichförmige Tumorzellen mit leerem Zytoplasma und gut sichtbaren pflanzenzellähnlichen Zellgrenzen.
Ependymom: rosettenförmige Anordnung der Zellen um eine zentrale Kapillare (= Strahlenkrone, Bailey-Rosette).

1.2 Antwort: C

Bei **unreifen** ist im Vergleich zu reifen **Neugeborenen** das Risiko einer pränatalen Hirnschädigung, infolge des noch nicht vollständig entwickelten Atemzentrums und der fragileren Hirngefäße, um ein Vielfaches erhöht. Kommt es unter der Geburt zu einem Sauerstoffmangel, so resultiert neben einer ischämischen Hirngefäßschädigung sehr rasch eine, im Bereich der Seitenventrikel **subependymal (C)** lokalisierte, Hirnblutung.
Als **Leptomeningitis purulenta (A)** bezeichnet man eine eitrige Entzündung der weichen Hirnhäute mit Exsudatbildung in das Cavum leptomeningicum.
Falxblutungen (B) sind seltene und meist traumatisch ausgelöste Hirnblutungen.
Als **Hydranenzephalie (D)** bezeichnet man eine durch doppelseitigen Karotisverschluß entstandene schwere intrauterine Hirndurchblutungsstörung. Sie resultiert meist aus einer Nabelschnurumschlingung mit Nekrose beider Großhirnhälften, aus der sich dann eine mit Liquor gefüllte Blase (= Blasenhirn) entwickelt. Durch die erhaltene Versorgung über die A. basilaris sind in der Regel die Stammganglien und Teile des Okzipitallappens nicht mitbetroffen.
Als **Spina bifida (E)** bezeichnet man einen, z.B. im Rahmen einer Embryopathie (18. Tag–Ende des 3. Monats) entstandenen, unvollständigen Wirbelbogenschluß (= Fusionsstörung, Rhachischisis) mit hinterer Wirbelsäulenspaltbildung.

Hypertensive intrakranielle **Massenblutungen** entstehen hauptsächlich im Bereich der Stammganglien (**Putamen-Claustrum-Gebiet**, seltener Kleinhirn oder Brückenregion). Ursache ist meist eine Gefäßwandveränderung im Rahmen einer hypertensiven Vaskulopathie mit daraus entstehender Minderdurchblutung der Stammganglien und Entwicklung eines Status lacunaris. Dadurch verlieren die intrazerebralen Arterien ihr Widerlager. Wenn dann die hypertensiv geschädigte Gefäßwand dem Innendruck nicht mehr standhalten kann, kommt es zur Rhexisblutung (= Zerreißungsblutung).

Die genannte Lokalisation im Stammganglienbereich ist typisch für ein rupturiertes Aneurysma der A. cerebri media. Weitere charakteristische Prädilektionsstellen derartiger Blutungen sind die A. communicans anterior und die Aa. cerebri anteriores.

Bei einem Verschluß der **rechten Koronararterie** (RCA) ist ein daraus resultierender Myokardinfarkt hauptsächlich im posterobasalen Bereich des linken Ventrikels lokalisiert, da der **Ramus interventricularis posterior** (RIVP) der rechten Koronararterie bei einem balancierten, ausgeglichenen Versorgungstyp (in ca. 75% der Fälle) die **diaphragmale Hinterwand (C)** des linken Ventrikels versorgt (☞ Abb.).

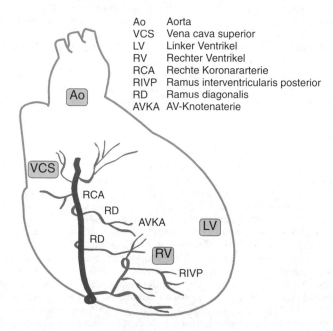

Ao	Aorta
VCS	Vena cava superior
LV	Linker Ventrikel
RV	Rechter Ventrikel
RCA	Rechte Koronararterie
RIVP	Ramus interventricularis posterior
RD	Ramus diagonalis
AVKA	AV-Knotenaterie

Merke:
Beim gleichzeitigen atherosklerotischen Befall der linken und rechten Koronararterie sowie des Ramus circumflexus handelt es sich definitionsgemäß um eine koronare Dreigefäßerkrankung.

Andere wichtige Versorgungsgebiete der Koronararterien (beim Normalversorgungstyp) sind in nachfolgender Tabelle dargestellt.

Versorgungsgebiet	Koronararterie
Rechter Ventrikel	Rechte Koronararterie (RCA)
Linke Seitenwand	Linke Koronararterie (LCA), Ramus circumflexus (RCX)
Vorderwand (A, B)	LCA, Ramus interventricularis anterior (= RIVA = LAD = Left anterior descending)
Septum (D)	RIVA
Sinusknoten	Meist RCA (Sinusknotenarterie)
AV-Knoten	Meist RCA (AV-Knotenarterie)

1.5 Antwort: C

Eine **Strahlenexposition (C)** der Schilddrüse stellt, nach bisherigen Erkenntnissen, beim Menschen die einzig gesicherte Ursache für die Entstehung eines malignen Tumors der Schilddrüse dar. Hormonelle Ursachen oder eine Struma nodosa begünstigen die Entstehung eines Karzinoms hingegen nicht.

Das von allen Schilddrüsenneoplasien am häufigsten vorkommende und prognostisch günstige **papilläre Karzinom** (10-Jahres-Überlebenswahrscheinlichkeit > 90 %) metastasiert früh lymphogen in die regionären Lymphknoten und spricht, wie auch die follikulären Karzinome, aufgrund seiner Jodaufnahme gut auf eine Radiojodtherapie an.

Die sehr seltene **Riedel-Thyreoiditis (D)** zählt zu den Autoimmunthyreoiditiden. Die Entzündung geht über das Organ hinaus und greift auf das perithyreoidale Gewebe über. Sie ist gekennzeichnet durch eine invasive Fibrosklerosierung mit Umwandlung des Schilddrüsengewebes in ein narbig sklerosiertes Gewebe (eisenharte [**Riedel**] Struma).

Der **Morbus Basedow (E)** (HLA-DR3-assoziiert) hat ebenfalls eine autoimmune Ursache. Durch Bildung von Thyreoidea-stimulierenden Autoantikörpern vom IgG-Typ mit TSH-Wirkung (long acting thyroid stimulating factor = LATS) kommt es zur Symptomentrias: diffuse Struma, Exophthalmus (endokrine Orbitopathie durch Reaktion der Autoantikörper mit retroorbitalen Strukturen, z.B. den Augenmuskeln) und Tachykardie (= Merseburger Trias).

Asbest (A) und **Zigarettenrauchen (B)** sind einzeln oder in Kombination wichtige Karzinogene bei der Entstehung von malignen Tumoren der Lunge.

1.6 Antwort: C

Zu den Kriterien eines **malignen** Tumors zählen:
- häufige, atypische Mitosen und Zellen
- unregelmäßige polymorphe Zellformen (= Kernpolymorphie) mit unterschiedlicher Anfärbbarkeit der Zellkerne (= Kernpolychromasie) als Folge einer inadäquaten Zellteilung
- Verschiebung der **Kern-Plasma-Relation (C)** zugunsten des Kernes (und nicht des Plasmas) mit **Nukleolenvergrößerung (A)**
- infiltratives, **destruierendes** Wachstum **(E)**
- Tumorzellen mit heterologem, unreifem Differenzierungsgrad
- **aneuploider Chromosomensatz (D)** (= numerische Chromosomenaberration)

Demgegenüber findet man eine **Tumorkapsel (B)** meist bei **benignen** Tumoren.

1.7 Antwort: A

Fremdkörperriesenzellen sind vielkernige **Makrophagen (A)**, die durch örtlichen Fremdkörperreiz aus Histiozyten und Endothelzellen entstehen.
Epithelzellen (B) bedecken durch einen geschlossenen, meist mehrschichtigen Zellverband innere oder äußere Körperoberflächen.
Fibroblasten (C), als Vorstufen der Fibrozyten, sind an der Bildung von Interzellularsubstanz des Bindegewebes beteiligt.
Endothelzellen (D) bilden die einschichtige zellige Auskleidung der Gefäße und serösen Höhlen.
Lymphozyten (E) sind die Träger der zellvermittelten Immunität.

1.8 Antwort: A

Aschoff-Knötchen (= rheumatische Granulome) finden sich typischerweise im Rahmen eines rheumatischen Fiebers infolge Kreuzantigenität zwischen Streptokokken und menschlichen Gewebeanteilen. Durch die Ablagerungen von Antigen-Antikörper-Komplexen im subendokardialen Gewebe kann es dann zur Ausbildung einer granulomatösen Entzündung mit Entwicklung einer **Myokarditis rheumatica (A)** kommen.
Das rheumatische Fieber ist eine hauptsächlich bei Kindern und Jugendlichen auftretende Zweiterkrankung nach vorangegangener Infektion mit β-hämolysierenden Streptokokken der Gruppe A. Typische Manifestationsorte sind neben dem Herz, die Gelenke (migratorische Arthritis mit Befall insbesondere der großen Gelenke), Haut (Erythema nodosum mit subkutaner Knötchenbildung besonders an den Streckseiten der Unterschenkel) und das ZNS (Chorea minor mit Befall des Corpus striatum). Die Prognose wird v. a. durch die Endomyokarditis (Letalität bis 5 %) und deren Folgen (rheumatische Herzklappenfehler, Rezidivneigung) bestimmt.

Merke:
„Das rheumatische Fieber beißt ins Herz und sticht ins Knie".

Rheumaknoten **(B)** finden sich bei der **rheumatoiden Arthritis (C)** (= primäre chronische Polyarthritis = PCP). Histologische Charakteristika sind ein großes nekrotisches Zentrum mit fibrinoider Nekrose (Aufquellung der Kollagenfasern) und palisadenartigem Histiozytenwall. Aschoff-Knötchen sind **nicht** typisch.

1.9 Antwort: A

Die Übertragung der **Tuberkulose** geschieht meist durch inhalative Infektion oder (seltener) auf oralem Weg infolge Aufnahme keimhaltiger Milchprodukte **(D)**. Je nach Erregervirulenz und Resistenz des Organismus erfolgt die Erregerausbreitung entweder auf broncho-, lympho- oder hämatogenem Weg.
In der frühen Phase der Infektion breiten sich die Erreger vorwiegend **endobronchial (B)** aus und durch Schädigung der Alveolarepithelien entsteht eine exsudativ-käsige Tuberkulose mit dem typischen Bild des tuberkulösen Primärkomplexes (meist im Bereich der Lungenspitzen lokalisierter subpleural gelegener Herd), der bei guter Abwehrlage granulomatös abheilt und verkalkt (= tuberkulöses Granulom, Tuberkulom). Auf lymphogenem Weg werden dabei meist auch die regionären Hiluslymphknoten infiziert, so daß sich eine käsige Lymphadenitis entwickelt. Bei Einbruch eines infizierten Lymphknotens in einen benachbarten Bronchus können die Erreger auf bronchogenem Weg weiter streuen. Bei schlechter Abwehrlage **(C)** entsteht dann das Bild einer ulzerös-käsigen Bronchopneumonie mit nekrotischer Gewebseinschmelzung und bei Drainage über einen Bronchus eine tuberkulöse Kaverne.

Eine **hämatogene Streuung (A)** kann bei guter Abwehrlage lokalisiert bleiben und betrifft dabei meist die schlechter durchbluteten und sauerstoffreichen Lungenspitzen (die Tuberkulosebakterien sind obligate Aerobier). Bei schlechter Abwehrlage können die Erreger im Sinne einer Septikopyämie den Organismus überschwemmen, was zum typischen Bild einer **Miliartuberkulose** führen kann. Die befallenen Organe sind mit Hirsekorn-großen Knötchen (Milium = Hirsekorn) durchsetzt. Ist nur die Lunge betroffen, so erscheint dies auf dem Röntgenbild charakteristisch als „Schneegestöber".
In diesem Zusammenhang wichtig ist die azinös-nodöse Lungentuberkulose. Sie breitet sich, typischerweise von einer Primärkaverne ausgehend, auf bronchogenem Weg (intrakanalikulär) aus (= Primärherdphthise) und stellt die chronische Verlaufsform einer Lungentuberkulose dar.

1.10   Antwort: D

Bei der **hyperakuten Abstoßungsreaktion** handelt es sich um eine **Typ II-Immunreaktion**, die wenige Minuten oder Stunden nach der Transplantation zur irreversiblen Schädigung des Allotransplantates führt. Sie tritt hauptsächlich bei Patienten auf, die (z.B. durch eine Transfusion nicht streng HLA-identischen Blutes **[D]**) bereits Antispender-Antikörper gebildet haben. Demgegenüber steht die **akute** Transplantatabstoßung mit einer T-Zell-vermittelten Immunreaktion vom Typ IV, welche mittels immunsuppressiver Therapie hinausgezögert werden kann.
Die **Typ I** (= anaphylaktische) Reaktion **(A)** wird, z.B. durch großmolekulare Substanzen, wie Hühnereiweiß, Pflanzenpollen, Medikamente oder Insektengifte ausgelöst. Sie führt beim sensibilisierten Organismus nach wenigen Minuten zu einer Freisetzung von Entzündungsmediatoren (Histamin, Prostaglandin) mit, von einer lokalen Rötung bis hin zum anaphylaktischen Schock, reichender Symptomatik.
Fremdkörperriesenzellen (B) treten bei Entzündungen auf. Eine **Typ V-Überempfindlichkeitsreaktion (E)** wurde bislang noch nicht definiert.

1.11   Antwort: C

Bei einer überlebten **akuten CO-** oder Manganvergiftung entwickelt sich nach ca. 3–5 Tagen eine bilaterale hämorrhagische Nekrose der Basalganglien (**Pallidum [C]**, Substantia nigra). **Chronische** Vergiftungen führen hingegen zu einer zystischen Degeneration mit Entmarkungen im Groß- und Kleinhirnbereich.
Die **spongiöse Degeneration** der weißen Substanz **(D)** kann, z.B. nach Vergiftungen mit dem Desinfektionsmittel Hexachlorophen, entstehen.
Eine **zentrale pontine Myelinolyse (E)** tritt häufig im Gefolge von Elektrolytstörungen, Alkoholismus und Unterernährung auf.

1.12   Antwort: B

Eine auf den ersten Blick schwere Frage, die sich jedoch auch mit wenig hämatologischem Fachwissen beantworten läßt. T-Lymphozyten exprimieren, je nach Zelltyp (NK-, Helfer- oder Suppressorzellen), die Oberflächenantigene CD2, CD3, CD4 und CD8. Eine Phänotypisierung, bei der zu 97 % Zellen mit CD2 und CD3 Oberflächenantigenen nachweisbar sind, spricht für das Vorliegen einer **T-Zell-Leukämie (B)**. Hierbei handelt es sich um ein durch HTLV-1-Viren verursachtes Non-Hodgkin-Lymphom, das in Südjapan und in der Karibik endemisch ist. Im Gegensatz zu der als Antwort ebenfalls in Frage kommenden reaktiven Vermehrung von **NK-Zellen (A)**, exprimieren die Zellen einer T-Zell-Leukämie in weniger als 50 % der Fälle HLA-DR (im vorliegenden Fall nur zu 2 %).
Bei der **B-Zell-Leukämie (C)** sind gehäuft Zellen mit CD19 und CD20 Oberflächenantigenen typisierbar.

Das **DiGeorge-Syndrom (D)** ist eine Hemmungsfehlbildung der 3. und 4. Schlundtasche mit Aplasie des Thymus, der Epithelkörperchen sowie kardiovaskulären Fehlbildungen und charakteristischer Gesichtsdysmorphie. Die Folgen der Thymusaplasie sind ein Ausfall der zellulären Immunität mit rezidivierenden Infektionen (die T-Zellen der thymusabhängigen Zonen der lymphatischen Organe fehlen) und ein primärer Hypoparathyreoidismus mit Hypokalzämie. Die Gesichtsveränderungen äußern sich als Hypertelorismus (= vergrößerter Augenabstand, verbreiterter Nasenrücken), Mikrognathie (= abnorm kleiner Oberkiefer) und fehlgebildeten Ohren.

Als **Neutrophile (E)** wird eine, z. B. im Rahmen von Infektionen auftretende, Vermehrung von neutrophilen Granulozyten bezeichnet.

1.13 Antwort: D

Die plazentagängigen **IgG (D)** besitzen als Hauptantikörper der Sekundärantwort die **höchste Serumkonzentration**. Sie lösen bei der humoralen Immunantwort die zu Beginn auftretenden IgM ab. Die Bedeutungen der anderen Immunglobuline sind nachfolgend aufgeführt:
- **IgA (A)** ist als **Sekret-IgA** das Hauptimmunglobulin in der Nasen-, Bronchial- und Darmschleimhaut. Mittels Aktivierung des Komplementsystems über den alternativen Weg erzeugt es einen immunologischen Schutzmantel über die Schleimhäute. Es zirkuliert als Mono- und Polymer im Blut und besitzt zwei Valenzen für die Antigenbindung, die über eine J-Kette miteinander verbunden sind.
- **IgD (B)** sind auf der Zellmembran von B-Lymphozyten lokalisiert und regulieren die Interaktion von T- mit B-Lymphozyten.
- **IgE (C)** sind als sogenannte "Reagine" Vermittler der Anaphylaxie. Bei atopischen Erkrankungen (z. B. allergischem Asthma bronchiale, Neurodermitis) lassen sie sich vermehrt nachweisen.
- **IgM (E)** sind die Antikörper der frühen Primärreaktion und haben die gleichen Funktionen wie IgG. Sie besitzen zehn Antigenbindungsstellen.

1.14 Antwort: A

Das **Komplementsystem** besteht aus einer Reihe von inaktiven Plasmaproteinen, die in Form einer Kaskade miteinander reagieren und sich gegenseitig aktivieren. Seine Funktion besteht in einer direkten und indirekten Zerstörung körperfremden Materials sowie in der Auslösung einer Entzündungsreaktion.

Unterschieden werden ein klassischer (= spezifischer) und alternativer (= unspezifischer) Reaktionsweg, mit ab der Komponente C5 gemeinsamer terminaler Sequenz. Von beiden Aktivierungsarten setzt nur der klassische Weg die Bildung humoraler Antikörper voraus.

Die Proteine des **klassischen Weges** und der terminalen Sequenz werden als Komponenten bezeichnet und mit einem „C" benannt. Während der Aktivierungskaskade entstehende, enzymatisch aktive Formen bekommen einen Querstrich und Spaltprodukte sowie enzymatisch aktive Bruchstücke tragen ein Suffix in Form eines Kleinbuchstabens. Die Proteine des **alternativen Weges** werden Faktoren genannt und mit einem Großbuchstaben gekennzeichnet.

Die beim klassischen Aktivierungsweg beteiligten Komponenten werden in eine Erkennungseinheit (C1), Aktivierungseinheit (C2 und C4) und eine Membranzerstörungseinheit (C5 bis C9) eingeteilt. Die Aktivierung der Erkennungseinheit erfolgt durch das Fc-Stück von Immunkomplexen **(D)** oder denaturierten Immunglobulin. Die bei der enzymatischen Aktivierung entstehenden Spaltprodukte können als Entzündungsmediatoren wirksam werden.

Die alternative Aktivierung erfolgt mittels der aktivierten Komplementkomponente C3b sowie den Faktoren B, D und P. Auslöser dieses Weges sind Zellwandbestandteile von Bakterien und Pilzen, Erythrozytenmembranen und Fab-Stücke von Immunglobulinen.

Durch die **chemotaktische Wirkung (A)** von Komplement C5a werden neutrophile Granulozyten und Monozyten ins Entzündungsgebiet gelockt. Zudem trägt C5a zusammen mit der Komplementkomponente **C3b (B)** zur Antigenerkennung und Aufnahme durch Makrophagen **(Opsonierung)** bei.

Insgesamt bewirkt die Stimulation des Komplementsystems eine Permeabilitätssteigerung mit Ödembildung (insbesondere durch das bei Aktivierung von C2 entstehende C-Kinin), eine über Komplementrezeptoren von Makrophagen, Granulozyten und Mastzellen ausgelöste Leukotaxis mit Freisetzung von Entzündungsmediatoren (Histamin) sowie eine zytotoxische Reaktion **(C)** mit Lyse der Zielzellen durch die Membranzerstörungseinheit (terminale Sequenz C5 bis **C9**).

Protein C, als Vitamin K-abhängige **Serin-Protease**, stellt den wichtigen Inhibitor **(E)** der plasmatischen Blutgerinnung dar.

1.15 Antwort: B

Von den genannten Erkrankungen beruht nur das **adrenogenitale Syndrom (B)** auf einem genetischen **Enzymdefekt** mit pathophysiologisch verringerter Bildung und Sekretion von Cortisol bei gleichzeitig stark gesteigerter Androgensynthese. Ursache der Erkrankung ist in 90 % der Fälle ein 21-Hydroxylasemangel.

Bei der **Incontinentia pigmenti (A)** handelt es sich um ein X-chromosomal-dominant vererbtes ektodermales Fehlbildungssyndrom mit Veränderungen der Haut, der Augen und des ZNS.

Die **Hämophilie B (C)** gehört, wie auch die Hämophilie A, in die Gruppe der X-chromosomal-rezessiv vererbten koagulopathischen hämorrhagischen Diathesen. Ihnen liegt ein Defekt des plasmatischen Gerinnungssystems zugrunde (bei der Hämophilie B: Defekt des Faktors IX und bei der Hämophilie A: Defekt des Faktors VIII:C).

Beim **Typ-I-Albinismus (D)** fehlt die Tyrosinase, was einen vollständigen Ausfall der Melaninbildung bedingt. Patienten mit Typ-II-Albinismus besitzen zwar noch eine Tyrosinaseaktivität, infolge eines defekten transzellulären Transportmechanismus fehlt aber das intrazelluläre Tyrosin, weswegen die Haut und die Augen dieser Patienten stark lichtempfindlich sind und bei Sonnenlichtexposition sehr schnell Sehstörungen und Erytheme auftreten. Ein **Block** in der Hormonproduktion liegt beim Albinismus jedoch **nicht** vor.

Die **Pylorusstenose (E)** entsteht durch eine Einengung des Magenausgangs, z.B. beim Ulcus praepyloricum oder im frühen Säuglingsalter infolge Hypertrophie und Hyperplasie der Ringmuskulatur.

1.16 Antwort: E

Das **Ullrich-Turner-Syndrom** (☞ 5.13) ist eine Gonadendysgenesie mit weiblichem Phänotyp infolge Chromosomenaberration (Karyotyp 45, XO). Klinisch findet man:
– zahlreiche Degenerationszeichen und Fehlbildungen an Ohren, Augen, inneren Organen (**Aortenisthmusstenose**) und dem Skelett (Schildthorax)
– Hypoplasie des inneren und äußeren Genitales mit Strang-Gonaden (die Ovarien erscheinen dabei als strangförmige Gebilde) und primärer Amenorrhoe
– Minderausbildung bis Fehlen der sekundären Geschlechtsmerkmale
– vermehrte Follitropinausschüttung (= FSH, follikelstimulierendes Hormon)
– häufig Kleinwüchsigkeit
– Pterygium colli (schräg von der Mastoid- zur Akromiongegend verlaufende flughautähnliche Haut- oder Schleimhautfalte)

In diesem Zusammenhang von Bedeutung ist das **Klinefelter-Syndrom** (Klinefelter-Reifenstein-Albright-Syndrom). Es handelt es sich hierbei um eine Keimdrüsenunterfunktion des männlichen Geschlechts im Pubertätsalter im Sinne eines primären hypergonadotropen Hypo-

gonadismus. Ursache ist eine gonosomale Trisomie (XXY oder XXXY) durch Nondisjunction, die infolge Sterilität der Betroffenen nicht vererbt werden kann. Klinefelter-Patienten sind phänotypisch männlich mit normal angelegtem männlichen Genitale und zeigen folgende typische Charakteristika:
- eunuchoidaler Hochwuchs und Habitus
- Hodenhypoplasie mit infolge mangelhafter oder fehlender Spermiogenese bedingter Azoo- und Oligospermie (Infertilität)
- häufige Gynäkomastie
- Pubertas tarda
- oft weiblicher Behaarungstyp
- verzögerter Epiphysenschluß mit retardiertem Knochenalter
- vorzeitige allgemeine Osteoporose
- erhöhte Gonadotropin- und erniedrigte Testosteron- und 17-Ketosteroid-Blutwerte
- Oligophrenie (= geistige Behinderung)

1.17 Antwort: C

Schwann-Zellen (C) sind an Abbau- und Reparationsvorgängen nekrotischer Hirnareale **nicht** beteiligt, sondern bilden die Myelinscheiden von Axonen.
Die Abräumung nekrotischer Nervenzellen (= Neuronophagie) erfolgt durch Astro- und **Mikrogliazellen (D)** sowie **Makrophagen (B)** (= Fettkörnchenzellen). Durch **Astrozytenproliferation (A)** und Einsprossung von **Kapillaren (E)** werden die entstandenen Defekte dann ersetzt und es entsteht eine Glianarbe.

1.18 Antwort: D

Bei allen Gastritisformen sind die Entzündungsprozesse auf die Schleimhaut (= Tunica mucosae) beschränkt. Bei den chronischen Gastritisformen unterscheidet man je nach Pathogenese und Lokalisation:
Die infolge einer **Antikörperbildung (A)** gegen Belegzellen und/oder Intrinsic factor auftretende **A-Gastritis (= Korpusgastritis [B]** = Autoimmungastritis) mit **Beleg-** und **Hauptzellschwund (D)**, Achlorhydrie und **perniziöser Anämie (C)**. Als Ersatz für die Magendrüsen können sich metaplastische Epithelien oder **multizentrische Karzinoide (E)** entwickeln.
Die infolge bakterieller Entzündungen (z.B. Helicobacter pylori) vorwiegend im Antrumbereich lokalisierte **B-Gastritis** mit Belegzellschwund und Hypochlorhydrie jedoch **nie** Achlorhydrie. Sie tritt im Vergleich zur A-Gastritis wesentlich seltener auf.
Die **C-Gastritis** mit Entzündung der Antrumschleimhaut, die Folge eines duodeno-gastralen Reflux ist (= Gallenrefluxgastritis).

1.19   Antwort: D

Bei floriden peptischen Gastroduodenalulcera, ganz gleich ob im Magen oder Duodenum, handelt es sich um Schleimhautdefekte, die die **Lamina muscularis mucosae (D)** überschreiten. Ein Substanzdefekt, der ohne Destruktion der Muscularis mucosae einhergeht, wird definitionsgemäß als **Erosion** bezeichnet.

Zur Wiederholung das einheitliche Bauprinzip aller Abschnitte des Rumpfdarms:

1. Tunica mucosae (Schleimhaut)	– Lamina epithelialis mucosae – Lamina propria mucosae – Lamina muscularis mucosae
2. Tela submucosae (submuköses Bindegewebe)	
3. Tunica muscularis (Muskelhaut)	– Stratum circulare – Stratum longitudinale
4. Tunica adventitia oder Tela subserosa (Bindegewebshaut)	

Pathogenetisch liegt der gastoduodenalen Ulcuskrankheit ein Mißverhältnis zwischen protektiven (z. B. Durchblutung, Schleimsekretion, Regenerationsvermögen) und aggressiven Faktoren (z. B. Hyperazidität, **Helicobacterinfektion [A]**, **duodenogastraler Reflux [B]**, nicht steroidale Antirheumatika **[C]**) zugrunde. Die Kombination von nicht steroidalen Antirheumatika (= NSAR) mit Glukokortikosteroiden erhöht das Ulkusrisiko um den Faktor 15!

4/5 der Magenulcera sind im Bereich der kleinen Kurvatur im **Antrum [E]** und Angulus lokalisiert. Duodenalulcera finden sich am häufigsten im Bulbus (gelegentlich an Vorder- und Hinterwand als „kissing ulcera").

1.20   Antwort: B

Beim **Diabetes mellitus Typ I** (HLA-DR3-Antigen assoziiert) besteht ein absoluter Insulinmangel, der wahrscheinlich durch eine genetisch bedingte Autoimmunreaktion in Form von Inselzell-Antikörpern (mit **lymphozytärer Infiltration [A]** der **Langerhans-Inseln**) ausgelöst wird und zu einem zunehmenden **Verlust der B-Zellen (C)** führt. Bei einem B-Zell-Schwund auf ca. 20 % der Norm muß mit der Entstehung eines klinisch apparenten Diabetes mellitus gerechnet werden. Neben der autoimmunologischen Ursache vermutet man jedoch auch noch Viren als Auslöser (z. B. Röteln-Viren). Der Typ I manifestiert sich in der Regel bei Kindern und Jugendlichen und bedarf der lebenslangen Insulinzufuhr.

Der sich meist erst im Erwachsenenalter (auch schon vor dem 40. Lebensjahr) manifestierende **Diabetes mellitus Typ II**, beruht auf einem erworbenen Defekt des Insulinrezeptors und einer gestörten Insulinsekretion. Im Unterschied zum Typ I Diabetes findet man auch nach langjähriger Krankheitsdauer eine normale oder nur mäßig reduzierte Anzahl aktiver B-Zellen. Von ätiologischer Bedeutung sind zudem Amyloidablagerungen (= **AE-Amyloid [B]** ☞ 1.41) zwischen den Inselkapillaren und B-Zellen, welche für die periphere Insulinresistenz verantwortlich sein sollen.

Die Folgekrankheiten des Diabetikers sind entweder direkt auf die Hyperglykämie oder auf Störungen des Fett- und Eiweißstoffwechsels zurückzuführen. Als Faktoren für die Entstehung von Spätschäden kommen in Betracht:
– diabetische Mikroangiopathie, die durch Störungen im Stoffwechsel der Basalmembranen und der Kollagenvernetzung kleinerer Gefäße, Schäden an Niere als Glomerulosklerose Kimmelstiel-Wilson **[D]** und an der Netzhaut **[E]** als Retinopathia diabetica (Mikroaneurysmen, Netzhautblutungen) auslöst.

– diabetischer Katarakt und Neuropathia diabetica (symmetrische, distal betonte sensible Ausfallserscheinungen) durch verstärkte intrazelluläre Akkumulation von beim Glucoseabbau anfallendem Sorbitol, was durch Anstieg der osmotischen Konzentration einen Flüssigkeitseinstrom mit Quellung der Augenlinse und Myelinscheiden verursacht.

– diabetische Makroangiopathie als Ursache für eine Arteriosklerose, ausgelöst durch Hypercholesterinämie, Hyperlipidämie und Hyperlipoproteinämie vom Typ I oder IV (fehlende insulinabhängige Hemmung der Lipolyse).

– Infektanfälligkeit durch Störungen der Granulozytenfunktion mit Pilzinfektionen, Pyelonephritis und Furunkulose (eine Furunkulose gibt meist den ersten Hinweis auf einen Diabetes).

– diabetische Embryo- und Fetopathien bei Kindern von schwangeren Diabetikerinnen.

1.21 Antwort: B

Bei der **Gicht** kommt es, z. B. durch einen genetisch bedingten Defekt von an der Purinsynthese beteiligten Enzymen, zu einem erhöhten Harnsäurespiegel **[D]** im Blut. **Männer** sind dabei **häufiger (A)** betroffen. Bei Frauen nimmt die Erkrankungshäufigkeit nach der Menopause durch den Östrogenmangel (fehlende urikosurische Wirkung) zu. Die häufigere **primäre Hyperurikämie** entsteht entweder durch einen Enzymdefekt (z. B. beim Kelley-Seegmiller-Syndrom = jugendliche Gicht als Folge eines teilweisen Mangels an Hypoxanthin-Guanin-Phosphoribosyltransferase) oder durch eine verminderte renale Harnsäureausscheidung).
Zu einer **sekundären Hyperurikämie** kommt es durch vermehrten Zellumsatz mit gesteigertem Anfall von Purinkörpern, z. B. bei Leukämien, Polycythaemia vera (unphysiologisch gesteigerte Erythro-, Granulo- und Thrombopoese), Nulldiät (als Folge des vermehrten Eiweißabbaus und der gesteigerten Gluconeogenese), Tumoren, Chemotherapie, hämolytischen Anämien oder bei übermäßiger Purinzufuhr mit der Nahrung (stark purinhaltig sind: Hefe, Fleischextrakt, geräucherte Sprotten, Innereien).
Neben der vermehrten Harnsäurebildung infolge gesteigertem Zellumsatz kann, wie bei der primären Form, auch eine verminderte renale Harnsäureausscheidung zu einer sekundären Hyperurikämie führen. Ursachen hierfür sind in erster Linie Alkohol (die reaktive Laktazidose hemmt die renale Uratexkretion), eine Niereninsuffizienz oder Pharmaka (Saluretika).
In Folge der hohen Harnsäurekonzentration zeigen als erstes die Nieren histologisch nachweisbare Uratablagerungen, die zu Gichttophi **[C]** aggregieren können. Weitere Manifestationsorte sind das periartikuläre Bindegewebe kleinerer Gelenke (am häufigsten die Großzehengrundgelenke = Podagra **[E]**) und die weniger stark durchbluteten Gewebe in der Ohrmuschel, weswegen es dort in der Regel zu keiner Entzündungsreaktion kommt. Als Abwehrreaktion versucht der Körper, die Fremdkörper durch Makrophagen zu phagozytieren. Gelingt ihm dies aufgrund deren Größe nicht, so fusionieren mehrere Makrophagen zu mehrkernigen Riesenzellen, die dann zusammen mit den Uratkristallen Fremdkörpergranulome (Gichttophi) bilden.
Ein erblicher oder durch Stoffwechselgifte erworbener Mangel bzw. ein Fehlen der **Uroporphyrinogen-Decarboxylase (B)** führt zur **Porphyria cutanea tarda** (Klinik: Hyperpigmentierung, Hepatosiderose, dunkelroter Urin).

1.22 Antwort: C

W! **Abscheidungsthromben** (= Plättchenthromben) entstehen überwiegend im Bereich von **Endothelläsionen (A)** venöser oder arterieller Gefäße durch Anheftung von Thrombozyten aus dem strömenden Blut. Die in diesem Gebiet veränderte Hämodynamik begünstigt die weitere **Aggregation (B)**, so daß kleine polypös-vorspringende Thrombozytenkonglomerate auftreten. Die Thrombozyten bilden dabei Faktoren, die das plasmatische Gerinnungssystem aktivieren und die Konglomerate mit einem Fibrinnetz überziehen. In den Maschen des Fibrinnetzes können sich dann weitere Erythrozyten und Thrombozyten verfangen **(D)**, was zu einer schichtenförmigen **(nicht homogenen [C])** Sedimentation führt. Die Oberfläche der so entstandenen Ablagerungen zeigt dabei makroskopisch eine charakteristische **Querriffelung (E)**. Mikroskopisch setzt sich der Thrombus hauptsächlich aus ungefärbten Blutbestandteilen zusammen, was ihm eine grauweiße bis graue Farbe verleiht (weißer Thrombus). Hat durch appositionelles Wachstum der Thrombus das Gefäßlumen sehr stark eingeengt (obturierender Thrombus), so begünstigt die Strömungsverlangsamung des Blutes die Entstehung eines Gerinnungsthrombus (= roter Thrombus), der dann den Schwanzanteil des aus Abscheidungsthrombus und Gerinnungsthrombus bestehenden gemischten Thrombus bildet.

1.23 Antwort: D

Das beim Schock auftretende Mißverhältnis zwischen zirkulierendem Blutvolumen und Volumenbedarf der Peripherie, führt zu einem generalisierten Sauerstoffmangel. Gehirn **(C)**, Niere, Leber, Pankreas und das Herz können im Schock schon früh ischämisch geschädigt werden, was sich u. a. in Form von zentrolobulären Leberzell- und **Tubuluszellnekrosen (A)** sowie in einer **akuten Pankreatitis (B)** und **subendokardialen Myokardnekrosen (E)** manifestiert. In Abhängigkeit der Schockursache kommt es in der Lunge zur hypoxisch bedingten Ausbildung einer exsudativen Alveolitis mit interstitiellem Lungenödem und (infolge verminderter Surfactantbildung) hyalinen Membranen. Bei der **Lungensequestration (D)** handelt es sich um eine kongenitale Fehlbildung ohne Funktionseinschränkung und um keine Schockfolge.

1.24 Antwort: C

Bei 90 % aller Hypertonien handelt es sich um essentielle Hypertonien, deren Ursachen unbekannt sind. Die restlichen 10 % (= sekundäre Formen) lassen sich u. a. auf folgende Ursachen zurückführen:
- das chronisch progrediente **Glomerulonephritis-Syndrom (E)** zeigt neben einer Erythrozyturie und Proteinurie durch die Hypervolämie meist auch eine Hypertonie
- endokrine Hypertonie bei Katecholamin-produzierenden Nebennierenmarktumoren (= **Phäochromozytome [D]**), Hyperkortisolismus (**Cushing-Syndrom [A]**), Hyperaldosteronismus (**Conn-Syndrom [B]**) und durch eine gesteigerte Mineralokortikoidwirkung beim adrenogenitalen Syndrom.

Bei der primären NNR-Insuffizienz (= **M. Addison [C]**), deren Ursache, z. B. Tumoren, Blutungen, Autoimmunerkrankungen oder eine Tuberkulose sein kann, kommt es zu einer verminderten Produktion von NNR-Hormonen mit u. a. **Hypotonie** infolge Volumenmangel.

1.25 Antwort: E

Aneurysmen sind umschriebene Gefäßerweiterungen, die infolge einer angeborenen oder erworbenen Wandveränderung entstehen. Formalpathogenetisch werden zwei Aneurysmatypen unterschieden:
- Echte Aneurysmen (= Aneurysma verum) sind entweder angeboren oder die Folge einer Gefäßwandschädigung (z. B. nach Entzündung, Embolie, Arteriosklerose). Dabei sind stets alle Wandschichten eines Gefäßes an der Ausbildung des Aneurysmas mitbeteiligt.
- Unechte Aneurysmen (= **Aneurysma spurium [E]**) entstehen meist nach Gefäßverletzungen durch Ausbildung eines gefäßnahen Blutergusses, der mit der Lichtung des verletzten Gefäßes in offener Verbindung steht und nach Organisation durch Granulationsgewebe den Gefäßdefekt abdichtet (endothelialisiertes Hämatom).

Das **dissezierende Aneurysma** findet sich meist an durch Blutdruckschwankungen stark belasteten Stellen des Gefäßsystems, wie in der **Aorta ascendens [C]** und im Arcus aortae. Ursachen sind neben entzündlichen, arteriosklerotischen oder traumatischen Faktoren auch Bindegewebserkrankungen, wie z. B. das **Marfan-Syndrom (B)** (= dominant vererbte Mesenchymschwäche) und die auf einer multifaktoriellen Schädigung des Kollagen-elastischen Fasergerüstes beruhende zystische Medianekrose (= Medionecrosis aortae idiopathica cystica Erdheim-Gsell). Durch die Medianekrose kann sich ein Intimaeinriß entwickeln, wobei sich ein durch den Blutstrom gewühlter Kanal zwischen den Gefäßwandschichten ausbildet (= Pseudogefäßlumen). Dieser Kanal kann dann wieder Anschluß an das Gefäßlumen finden. Eine der gefürchtetsten Komplikationen ist hierbei die Ruptur des Aneurysmas ins Perikard mit Entwicklung einer **Herzbeuteltamponade (A).**

Kausalpathogenetisch entstehen Aneurysmen am häufigsten infolge arteriosklerotischer Gefäßwandläsionen. Diese führen durch eine Intimafibrose, Veränderung der elastischen Fasern und reaktive Zellproliferation in der Intima zu einer Schwächung der Gefäßwand, die dann dem intravasalen Blutdruck nicht mehr standhalten kann und allmählich nachgibt. Arteriosklerotische Aneurysmen treten bevorzugt in der Aorta abdominalis unterhalb der Nierenabgänge auf und betreffen das männliche Geschlecht fünfmal häufiger. Im Bereich der Zerebralarterien sind bevorzugt die A. basilaris und die Aa. vertebrales betroffen. Zur Wiederholung nochmals die typischen Lokalisationen der Aortenaneurysmen:

Aorta ascendens	Dissezierendes Aneurysma
Aortenbogen	Luisches Aneurysma
Aortenisthmus	Traumatisches Aneurysma
Aorta abdominalis	Arteriosklerotisches Aneurysma

1.26   Antwort: C

Die zu den dysontogenetischen Tumoren zählenden **Choristome (C)** sind im Gegensatz zu den anderen genannten Tumoren keine echten Geschwulstbildungen. Sie bestehen aus ortsfremdem Gewebe, das sich in einer neuen Umgebung selbstständig weiterentwickelt hat und bis zur Ausbildung eines vollständig entwickelten Organs führen kann.

Embryonale Tumoren gehen aus noch nicht differenzierten Zellen einer Organanlage hervor. Sie sind bereits während der Geburt angelegt und entstehen während der Embryogenese. Folgende embryonale Tumoren sollte man sich merken:

– das meist einseitig auftretende und rasch wachsende **Nephroblastom (A)** (Wilms-Tumor; eine meist einseitig im 1.–5. Lebensjahr auftretende, rasch wachsende, bösartige Nierengeschwulst mit sehr schneller Metastasierung)
– das **Neuroblastom (B)**, welches vom Nebennierenmark oder von den Sympathikuszellen des Grenzstranges ausgeht
– das hochmaligne, fast ausschließlich im Kleinhirn lokalisierte **Medulloblastom (D)**
– das aus epithelialen bzw. mesenchymalen Geweben aufgebaute **Hepatoblastom (E)**
– das aus Netzhautelementen bestehende Retinoblastom

Als **Amyloid** bezeichnet man glasig durchscheinende, stets extrazelluläre hyaline Ablagerungen von Glykoproteinen. Die immer aus Polypeptidketten (β-Fibrillen) bestehenden Amyloidarten lassen sich nach ihrer chemischen Zusammensetzung unterscheiden und bestimmten Grunderkrankungen zuordnen. So findet sich eine Amyloidose vom **AA-Typ (C)** bei langandauernden chronischen Entzündungen mit Autoimmuncharakter (☞ 1.41).
Beim **Plasmozytom** findet man hingegen Immunamyloid (**AL-Typ**). Dieses besteht aus den variablen Anteilen der Leichtketten von Immunglobulinen und tritt daher bei Erkrankungen auf, die mit einer gesteigerten Immunglobulinproduktion verbunden sind.
Das Plasmozytom (Syn. Morbus Kahler, multiples Myelom) ist der häufigste maligne Knochentumor der gleichermaßen Knochenmark und Knochen befällt und seinen Ursprung in einer B-Zellneoplasie der Plasmazellen des Knochenmarks hat. Der Knochen kann entweder herdförmig (solitär) oder multizentrisch (multipel) befallen sein. Da der Tumor im blutbildenden Mark entsteht, sind vor allem die Knochenmark enthaltenden platten Knochen, wie Schädeldach, Rippen, Becken und Wirbelkörper betroffen, was durch Störung der Hämatopoese eine **Anämie (E)** bedingen kann. Ein primär extramedulläres Auftreten ist selten **(B)**.
Ein Plasmozytom hat keinesfalls seine Fähigkeit zur Immunglobulinbildung verloren, sondern man findet im Blutplasma eine atypische Zunahme monoklonaler Immunglobuline hauptsächlich vom **IgG**- und IgA-Typ **(A)** und deren Leichtketten. In etwa 25 % der Fälle lassen sich diese Leichtketten immunelektrophoretisch im Urin als **Bence-Jones-Proteine (D)** (light chain Protein) nachweisen. Die hyalintropfige Eiweißspeicherung in den Nierentubuli birgt dabei die Gefahr einer Niereninsuffizienz.

Gefäßneubildungen durch Angiogenesefaktoren (z.B. Fibrinogen, Angiogenin) sind immer dann von Bedeutung, wenn reparative **(A)**, durchblutungsmindernde oder tumorbedingte **(B, C)** Vorgänge ablaufen. Beim **tuberkulösen Primärherd (E)** spielt die Angiogenese die geringste Rolle, da dieser, bei guter Abwehrlage, im Rahmen der granulomatösen Entzündungsreaktion bindegewebig abgekapselt wird.
Das **Kaposi-Sarkom (D)** ist eine, häufig im Zusammenhang mit AIDS auftretende, Retikuloangiomatose mit zahlreichen Granulomen und Gefäßneubildungen. Dies führt zu symmetrisch an den Füßen und Händen auftretenden schmerzhaften, rot-violetten, derb-elastischen Knötchen und Knoten.

Für das Verständnis der Metastasierungswege ist es wichtig, eine lymphogene von einer hämatogenen Metastasierung zu unterscheiden. Zur **lymphogenen** Metastasierung kommt es bei Einbruch eines Tumors in benachbarte Lymphgefäße (= Lymphangiosis carcinomatosa) oder durch Einschwemmung von Tumorzellen in die Lymphbahnen (= Abtropfphänomen).
Bei der **hämatogenen** Metastasierung unterscheidet man 4 Typen.
1. Lungentyp (arterieller Typ): Über die Lungenvenen gelangen Tumorzellen (z.B. eines Bronchialkarzinoms) in die Organe des großen Kreislaufs.
2. Vertebralvenentyp: Durch Einbruch von Tumorzellen in das umfangreiche vertebrale Venensystem treten, z.B. beim Prostatakarzinom, primär Skelettmetastasen auf.
3. Pfortadertyp: Über die Pfortader verschleppte Tumorzellen von Darm-, Magen-, und Pankreaskarzinomen führen primär zu Lebermetastasen und können von dort aus sekundär weitere Organe besiedeln.

4. Kavatyp: Sitzt der Tumor im Einflußgebiet der Vv. cavae (z.B. Nieren-, Hoden-, Leber- oder Schilddrüsenkarzinome sowie Karzinome und Sarkome der Extremitäten), so finden sich die ersten Metastasen meist in der Lunge.

Die **intrakanalikuläre Metastasierung** entspricht einer Tumorzellverbreitung entlang eines mit Epithel ausgekleideten kanalikulären Systems. Sie tritt nur sehr selten auf, da Epithelzellen Schutzmaßnahmen gegen eine Besiedlung mit Tumorzellen besitzen.

In diesem Zusammenhang von Bedeutung ist die **Implantationsmetastasierung**, welche eine Aussaat abgelöster Tumorzellkomplexe in eine seröse Höhle oder in Liquorräume bezeichnet. Diese Zellen werden dann durch den Sekretstrom in fern vom Primärtumor befindliche Bereiche verschleppt (z.b. Ovarial-Metastase beim Magenkarzinom = Krukenberg Tumor = Abtropfmetastase).

1.30 Antwort: E

Bei **Ruhigstellung (E)** kommt es nicht zu einer Wundheilungsstörung, sondern (z.b. bei der Ruhigstellung im Rahmen einer Fraktur) zur Inaktivitätsatrophie, welche sich günstig auf den Heilungsverlauf auswirkt.

Alle anderen genannten Bedingungen können Wundheilungsstörungen begünstigen. Die Gründe hierfür sind im Einzelnen:

Vitamin-C-Mangel (= **Skorbut [A]**) blockiert die Hydroxylierung von Prolin und hemmt die zur mechanischen Belastbarkeit der Wunde wichtige Kollagenvernetzung.

Beim Morbus Cushing hemmt der **Hyperkortizismus (B)** die Proliferation von Fibroblasten sowie die zur Abwehr von Infektionen (**Wundinfektionen [C]**) wichtigen immunkompetenten B- und T-Lymphozyten.

Die beim **Diabetes mellitus (D)** bestehende hyperglykämische Stoffwechselsituation und der gestörte Lipidmetabolismus führen zu arteriosklerotischen Gefäßwandveränderungen (diabetische Mikro- und Makroangiopathie) und als Folge zu Durchblutungs- und Wundheilungsstörungen.

Bei **schweren Granulozytopenien** kann das nekrotische Material nicht mehr durch Mikro- und Makrophagen phagozytiert werden und es fehlen im Wundgebiet die von Makrophagen gebildeten Wachstumsfaktoren.

1.31 Antwort: D

Auch wenn der Name es vermuten läßt, **Granulome (D)** sind **keine** Bestandteile von Granulationsgeweben, sondern Ausdruck einer Entzündungsreaktion (z.B. das Fremdkörper-, Sarkoidose- oder Tuberkulosegranulom).

Alle anderen genannten Gewebebestandteile (**A, B, C, E**) lassen sich dagegen im Rahmen der verschiedenen Wundheilungsphasen (exsudative, resorptive, proliferative und reparative Phase) im Granulationsgewebe nachweisen.

1.32 Antwort: D

Als **Abszeß** bezeichnet man eine meist bakteriell bedingte abgekapselte Eiteransammlung, die zum gesunden Gewebe hin durch eine Abszeßmembran demarkiert wird. Abszesse treten definitionsgemäß nur **im Parenchym** von soliden Organen (**A, B, C, E**) auf.

Eiteransammlungen in einem Hohlorgan oder in einer natürlich vorgebildeten Körperhöhle (z.B. im **Pleuraspalt [D]**) werden als **Empyem** bezeichnet.

1.33 Antwort: A

Die **Lobärpneumonie** bezeichnet eine Pneumonieform, bei der alle Alveolen eines oder mehrerer Lungenlappen gleichzeitig von der Entzündungsreaktion betroffen sind. Das entzündliche Exsudat ist gleichmäßig panlobulär, ohne Bevorzugung der peribronchialen Abschnitte, verteilt. Auslöser der Erkrankung ist meist eine aerogene **Pneumokokkeninfektion (B)**. Das zu Beginn häufig hochfieberhafte Krankheitsbild läßt sich in folgende **Phasen (C)** einteilen:
– Anschoppungsphase (seröse Entzündung mit eiweißreichem intraalveolärem Exsudat) 1.Tag
– rote Hepatisation (hämorrhagische Entzündung) 2.–3.Tag
– graue Hepatisation (**fibrinöse Entzündung [D]**) 4.–6.Tag
– gelbe Hepatisation mit Lyse 7.–11.Tag
Der phasenweise Krankheitsverlauf kann durch nachstehende Komplikationen entscheidend beeinflußt werden.
Beim Ausbleiben der Lyse des fibrinösen Exsudats (z.B. durch zu geringe Leukozytenemigration in die Alveolen bei schlechter Resistenzlage) wird das fibrinreiche Exsudat durch kapillarreiches Granulationsgewebe bindegewebig organisiert. Zurück bleibt eine faserreiche, bindegewebige Narbe mit fleischartiger Konsistenz und eingeschränkter respiratorischer Funktion (= **Lungenkarnifikation [E]**).
Besonders im Alter, bei Diabetes mellitus oder chronischem Alkoholismus, kommt es im Stadium der grauen Hepatisation zu einer nekrotischen Einschmelzung des Lungengewebes mit Abszeßbildung. Bei Besiedlung dieser nekrotischen Lungenanteile durch Fäulniserreger kann sich zudem eine Lungengangrän entwickeln.
Mykobakterien (A) sind u.a. artspezifische Erreger der Tuberkulose.

1.34 Antwort: A

Zu **Graft-versus-host-Reaktionen** (Transplantat-Wirt-Reaktionen = GVHR) kommt es, z.B. nach einer Knochenmarktransplantation, durch Übertragung von immunkompetenten **zytotoxischen T-Effektor-Zellen (B)**, die nach Sensibilisierung in der Lage sind, den (durch einen erworbenen oder vererbten Immundefekt zu keiner adäquaten Immunreaktion fähigen) Empfängerorganismus in Form einer zytotoxischen Immunreaktion zu schädigen. Davon betroffen sind vor allem **Haut- (D), Darm- (E)** und **Leberepithelien (C)**.
Da bei einer **Nierentransplantation (A)** keine immunkompetenten Zellen übertragen werden, entwickelt sich auch keine GVHR, sondern das Transplantat kann vom Wirt im Sinne einer Host-versus-graft-Reaktion abgestoßen werden.

1.35 Antwort: A

Moleküle der **HLA-Klasse** (human leucocyte antigen locus A) sind auf dem kleinen Arm des **Chromosoms 6 (E)** lokalisierte kodierte Oberflächenantigene (membranassoziierte Glykoproteine), die für die **Immunabwehr (B)** des Organismus ein wichtiges Regulationssystem darstellen (Erkennung von „selbst" und „fremd"). Sie vermitteln die Effektorfunktion der T-Zellen und modulieren die Immunantwort. Ferner sind sie in der Lage Antigene (virale oder Peptidbruchstücke) auf der Zelloberfläche zu exprimieren, die dann von T-Lymphozyten unter Mitwirkung von CD4- oder CD8-Oberflächenmoleküle erkannt und zytotoxisch bekämpft werden.

Aufgrund eines extremen genetischen Polymorphismus existiert eine sehr große Anzahl verschiedener HLA-Phänotypen. Nach Lage ihres Gen-Locus werden die Gene in 3 funktionelle **Klassen (C)** eingeteilt:

Klasse	Vorkommen	Genlocus
Klasse I	Fast alle kernhaltigen Zellen (A)	HLA-A, -B und -C
Klasse II	B-Zellen, aktivierte T-Zellen, Langerhans-Zellen, Makrophagen, Endothelzellen, Spermatozyten	HLA-D, DR (r = related), DQ, DO, DP
Klasse-III-Strukturgene	Komplementsystem	Komplementfaktoren (C2, C4, Faktor B, TNFα, β)

Folgende Tabelle stellt die diagnostisch wichtigsten Allele einzelner Loci des HLA-Systems den damit assoziierten **Erkrankungen (D)** gegenüber:

HLA-Antigen	Assoziierte Erkrankungen
HLA-B27	Seronegative Spondylarthropathien: M. Bechterew, Reiter Syndrom, Arthritiden nach Yersina-, Shigella- und Salmonella-Infektion
HLA-B8	Sjögren-Syndrom
HLA-B13, -B17, -B37	Psoriasis
HLA-DR2	Multiple Sklerose, Goodpasture-Syndrom, Narkolepsie
HLA-DR3	Autoimmunopathien: Zöliakie, M. Addison und Basedow, Myasthenia gravis, Diabetes mellitus Typ 1, Sjögren-Syndrom
HLA-DR5	Juvenile rheumatoide Arthritis, Hashimoto Thyreoiditis, perniziöse Anämie
HLA-DR7	Zöliakie

1.36 Antwort: D

Als **atypische Mykobakterien** bezeichnet man zur Gattung der Familie Mycobacteriaceae zählende opportunistische Erreger, die v.a. bei **abwehrgeschwächten Patienten (C)**, Erkrankungen wie, Lungeninfektionen, Abszesse, chronische Ulzera oder **Lymphadenitiden (E)** verursachen können. Sie weisen jedoch **nicht** die für eine Tuberkulose typischen **Granulome (A)** auf. Charakteristisch ist ein massenhaftes Auftreten der Erreger in Makrophagen **(B)**. Demgegenüber stehen die **typischen** Tuberkuloseerreger **Mycobacterium bovis (D)** und tuberculosis.

1.37 Antwort: B

W! Beim Zelltod kommt es zu einer charakteristischen Chromatinaggregation an der Kernmembran (**Kernwandhyperchromatose [A]**), was im weiteren Verlauf über eine **Kernpyknose (C)** (= Schrumpfung) und eine **Karyorrhexis (D)** (= Zerfall des Zellkerns in Chromatinbröckel) zur **Karyolyse (E)** (= Kernauflösung) führt.
Dyskaryose (B) steht synonym für eine Kernatypie und bezeichnet einen atypisch großen und geformten Zellkern, wie er z.B. in Tumorzellen zu finden ist (gestörte Kern-Plasma-Relation ☞ 1.6).

1.38   Antwort: C

Die bei Bodybuildern gewünschte Umfangszunahme ihrer Muskulatur beruht u.a. auf einer trainingsbedingten Hypertrophie der **quergestreiften**, willkürlichen Skelettmuskulatur. Demgegenüber steht die Hypertrophie der **glatten** Eingeweidemuskulatur **(C)** als Anpassungsreaktion an vielfältige Reize und Belastungszustände (z.B. **Schwangerschaft [A]**, **Prostatahyperplasie [B]**, **Darmtumoren [D]**, **obstruktive Lungenerkrankungen [E]**).

1.39   Antwort: D

W! Eine **Leberzirrhose (D)** (Fettzirrhose) entsteht durch grobtropfige Fetteinlagerung in den Hepatozyten mit **bindegewebigem Umbau** des Leberparenchyms, was zu einer Aufhebung der normalen Läppchenstruktur führt und Störungen der intrahepatischen Blutzirkulation verursachen kann. Zu einer **Fettgewebshyperplasie e vacuo** kommt es dabei **nicht**.
Dagegen kann bei allen anderen aufgeführten Vorgängen Parenchymgewebe infolge einer Involution durch Fettgewebe ersetzt werden (= **Vakatfettwucherung**).

1.40   Antwort: D

Bei der Virushepatitis kommt es zu einer nekrotisierenden Läppchenparenchymentzündung. 90% der virusbedingten Hepatitiden heilen nach 2–6 Monaten folgenlos aus. Der Rest geht in chronische Formen (z.B. chronisch-aggressive oder persistierende Hepatitis) über, aus denen sich eine Leberzirrhose entwickeln kann (33 % aller Zirrhosen sind Folge einer Infektion mit Hepatitis B-Viren) und in einigen Fällen auch ein hepatozelluläres Karzinom.
Histologisch findet man in der Akutphase eine im Bereich der Portalfelder lokalisierte ausgeprägte lympho- und histiozytäre **Entzündungsreaktion (E)** mit ödematös **geschwollenen** Hepatozyten **(C)** und sie umgebenden **aktivierten Kupffer-Zellen (A)**. Charakteristisch sind auch Councilman-Körperchen. Sie entstehen nach **disseminierten Einzelzellnekrosen (B)** von Leberepithelien und erscheinen als kleine, azidophile, runde oder ovale Körperchen.
Eine **plurivakuoläre Leberzellverfettung (D)** dagegen entsteht, z.B. nutritiv toxisch.

1.41   Antwort: A

Als **Amyloidose** bezeichnet man ein Gruppe ätiologisch unterschiedlicher klinischer Zustände, denen alle gemeinsam eine extrazelluläre (oft gefragt), systemisch oder **lokalisierte (A)** hyaline Ablagerung von Glykoproteinen (= Amyloid) ist.
Die immer aus Polypeptidketten (β-Fibrillen) bestehenden Amyloidarten lassen sich nach ihrer chemischen Zusammensetzung unterscheiden und bestimmten Grunderkrankungen zuordnen.
So findet sich eine Amyloidose vom AA-Typ bei langandauernden chronischen Entzündungen mit Autoimmuncharakter (z.B. rheumatoide Arthritis), chronisch eitrigen Entzündungen (z.B. Osteomyelitis) oder bei Patienten mit endokrinen Tumoren (= endokrine Amyloidose, z.B. medulläres Schilddrüsenkarzinom, C-Zell-Karzinom, Typ II-Diabetes, Hypophysenvorderlappenadenom).
Amyloidablagerungen vom AL-Typ (= Immunamyloid) bestehen aus den variablen Anteilen der **Leichtketten (B)** von Immunglobulinen und treten bei Erkrankungen auf, die mit einer gesteigerten Immunglobulinproduktion verbunden sind (z.B. beim Plasmozytom ☞ 1.27).
Amyloidablagerungen können jedoch auch **heredofamiliär (E)** oder als primär atypische Amyloidose ohne erkennbares Grundleiden im hohen Lebensalter auftreten, z.B. als senile Amyloidose mit Herzbeteiligung **(D)**.

In folgenden Organen **(C)** sind Amyloidablagerungen beispielsweise nachweisbar:
- im Pankreas perikapillär in den Langhans-Inseln
- in senilen Drusen des Gehirns im Rahmen der Demenz vom Alzheimer Typ
- in der Wand kleinerer Arterien und Arteriolen und in den Mesangien der Nierenglomerula mit resultierender Störung der glomerulären Filtration bis hin zur Niereninsuffizienz
- in der Milz im Bereich der Milzfollikel (= Sagomilz) oder im Bereich der roten Pulpa (= Schinkenmilz)
- im Dissé-Raum der Leber
- im interstitiellen Bindegewebe des Herzmuskels
- im Darm im Bereich der Lamina propria mucosae

1.42 Antwort: E

Dem **allergischen Kontaktekzem** liegt eine **Überempfindlichkeitsreaktion** vom **Typ IV** zugrunde. Es handelt sich dabei um eine über sensibilisierte T-Lymphozyten vermittelte allergische Reaktion vom Spättyp. Auslöser sind neben dem Kontaktallergen Nickel **(E)**, u.a. auch pathogene Keime und Fremdantigene.

Bei allen anderen genannten Erkrankungen oder klinischen Zuständen spielen (Auto)Antikörper pathogenetisch eine entscheidende Rolle. Exemplarisch steht hierfür die Rhinopathia vasomotorica allergica (= **Rhinitis allergica [D]**), die auf einer lokalen Überempfindlichkeit vom Soforttyp gegenüber Inhalationsallergenen (z.B. Tierhaaren, Haushaltsmilben u.a.) beruht.

1.43 Antwort: D

Beim **Fc-Rezeptor (D)** handelt es sich um einen auf Lymphozyten und Makrophagen lokalisierten Fixationsort für Komplement (Fc-Fragment). So erfolgt im Rahmen der Komplementsystemkaskade über den Fc-Rezeptor von Immunkomplexen (z.B. IgG) oder denaturierten Immunglobulinen die Aktivierung der Erkennungseinheit (C1). An der Diapedese sind sie **jedoch** nicht beteiligt.

Selektine (A) vermitteln bei Entzündungsreaktionen das Anheften und die Zellmigration von Leukozyten an der Gefäßwand. Je nach Lokalisation unterscheidet man E-Selektine (Gefäßendothel), L-Selektine (Leukozyten) und P-Selektine (Thrombozyten).

Integrine (B) sind transmembranäre Membranoglykoproteine, die zur Bindung von Zellen an die extrazelluläre Matrix dienen. Sie bestehen aus zwei Untereinheiten, α- und β-Kette und wirken mit an der Verankerung, Zellmigration und Signaltransduktion in zellulären Wachstums- und Differenzierungsphasen.

ICAM (C) ist ein interzelluläres Adhäsionsmolekül, welches, wie die Kohlenhydratanteile, von **Glykoproteinen (E)** als Membranrezeptor auf vielen Zellen lokalisiert ist. Sie verstärken bei Entzündungsreaktionen die Gefäßwandadhärenz von Leukozyten und damit auch deren **Diapedese**. ICAM-1 wird im Entzündungsgebiet auf Endothelzellen postkapillärer Venolen exprimiert.

1.44 Antwort: C

Das **embryofetale Alkoholsyndrom** (= Alkoholembryopathie) entsteht während Tag 18. bis zum Ende des 3. Monats und beruht wahrscheinlich auf der embryotoxischen Wirkung von Ethanol und **nicht** auf einer erhöhten **Chromosomenbrüchigkeit (C)**.
Der teratogene Effekt des Alkohols verursacht die nachfolgenden, nach der Reihenfolge ihrer Häufigkeit geordneten Symptome:
- intrauteriner **Minderwuchs (A)**
- **Mikrozephalus (D)**
- statomotorische und **geistige Retardierung (B)**
- Hypoplasie der Mandibula (fliehendes Kinn)
- Gelenkanomalien
- Trichterbrust
- **Herzfehler (E)**
- Genitalanomalien

1.45 Antwort: C

W! Bei der **Phenylketonurie** kommt es durch einen **autosomal-rezessiv (A)** vererbten Defekt der Phenylalanin-4-Hydroxylase (sie katalysiert die Umwandlung von Phenylalanin zu Tyrosin) zu vermehrter Akkumulation von Phenylalanin und atypischen Abbauprodukten, wie z. B. Phenylbrenztraubensäure. Die Folgen sind irreversible Hirnschädigungen mit **geistiger Retardierung (D)** infolge verminderter Myelinisierung des zentralen und peripheren Nervensystems sowie Pigmentarmut durch Störung der Melaninsynthese. **Blindheit (C)** gehört jedoch **nicht** dazu. Typisch ist dagegen der mäuseartige Geruch des Urins. Kinder von Frauen mit einer während der Schwangerschaft nicht optimal behandelten Phenylketonurie haben vermehrt schwere Fehlbildungen (z. B. Mikrozephalie, Herzfehler).
Abhängig von der Restaktivität der Phenylalanin-4-Hydroxylase erfolgt eine Einteilung der Phenylketonurie in den Typ I (vollständige Enzyminaktivität), Typ II (eingeschränkte Aktivität mit teilweiser Übernahme der Enzymfunktion durch ein Isoenzym) und den Typ III (verzögerte Enzymbildung = Morbus Fölling).
Die Therapie besteht in einer **Phenylalanin-freien Ernährung (E)**, die bis zum Abschluß der ZNS-Entwicklung (ca. 10. Lebensjahr) eingehalten werden muß. Bei frühzeitiger Diagnose und rechtzeitigem Therapiebeginn bleibt die geistige Entwicklung in der Regel unbeeinträchtigt.
Da es sich bei der Phenylketonurie mit einer Inzidenz von 1:10000 um die **häufigste Erbkrankheit (B)** handelt, gehört die Suche nach der Phenylketonurie mit Hilfe des Guthrie-Tests zur routinemäßigen Screening-Untersuchung beim Neugeborenen. Er wird, da er eine Eiweißzufuhr mit der Nahrung voraussetzt, frühestens am 2. Lebenstag (in der Praxis meist am 4.–5. Lebenstag) durchgeführt.

1.46

Die **Chorea Huntington** (= Chorea major) ist eine autosomal **dominant (C)** vererbte Stoffwechselstörung mit Atrophie des Corpus striatum und im weiteren Verlauf auch der Hirnrinde. Sie ist klinisch-neurologisch durch ein progredient hypoton-hyperkinetisches Syndrom gekennzeichnet. Die Manifestationshäufigkeit (= **Penetranz [D]**) ist „vollständig", d. h. alle Genträger sind auch Merkmalsträger.

Die bislang unheilbare Störung beruht auf der Expression eines abnormen Gens auf dem kurzen Arm des **Chromosoms 4 (A)** (keine Neumutation) und manifestiert sich zwischen dem 25. und 55. Lebensjahr **(E)**. Die Patienten zeigen dabei die Symptomentrias: choreatische Hyperkinesen (= andauernde, distal betonte, regellose Kontraktionen wechselnder Muskeln und Muskelgruppen), Demenz und Anorexie.

Sie zählt **nicht** zu den **Gangliosidosen (B)** (= autosomal-rezessiv vererbte Lipidspeicherkrankheiten, z. B. Tay-Sachs-Syndrom [= amaurotische Idiotie], Norman-Landing-Krankheit).

1.47

Abbildung

Bei der **Polymerase-Ketten-Reaktion** (= PCR, Polymerase Chain Reaction) handelt es sich um eine sehr effiziente in vitro-Methode zur Vervielfältigung kleinster Mengen DNA. Das Prinzip ist eine enzymatische Vermehrung eines DNA-Abschnittes (**Matrize [C]**) zwischen zwei an gegenläufigen Enden gebundenen **Oligonucleotid-Primern** (Sense- und Antisense-Oligonucleotide [A, B]).

Die Primer werden dazu im Überschuß zu einer bei ca. 70° C denaturierten DNA gegeben, wo sie sich an spezifische DNA-Sequenzen anheften (= Hybridisierung). Dabei kann durch Wahl des Primers die zu vervielfältigende Sequenz genau bestimmt werden. Mittels einer hitzestabilen **DNA-Polymerase (D)** (z. B. Taq-Polymerase aus dem in heißen Quellen vorkommenden Bakterium Thermus aquaticus) werden dann die fehlenden Nucleotide angeheftet und komplementäre DNA-Sequenzen synthetisiert. Die so neu entstandenen DNA-Sequenzen werden erneut denaturiert, mit Oligonucleotid-Primern hybridisiert und daraus durch die DNA-Polymerase neue Komplementärstränge synthetisiert. Dieser Zyklus aus Denaturierung, Hybridisierung und Synthetisierung kann dann durch mehrfache Wiederholung zu einer Amplifizierung der DNA-Sequenzen um mehr als den Faktor 10^5 führen.

Colchicin (E) ist ein nichtbasisches Alkaloid aus Colchicum autumnale (Herbstzeitlose) und wirkt als starkes Kapillar-, Zell-, und Spindelfasergift. Therapeutisch wird es im akuten Gichtanfall und als Zytostatikum angewandt. Bei einer PCR findet es somit **keine** Anwendung.

1.48

Auf den Abbildungen erkennt man – insbesondere in **Abb. 1** – Nierengewebe mit streifenförmigen intrakanalikulär gelegenen dichten granulozytären Infiltraten. Im unteren mittleren Drittel in **Abb. 2** findet sich zudem ein straßenförmiger Einschmelzungsherd mit ebenfalls granulozytärer Infiltration. Die morphologischen Veränderungen sind Ausdruck einer **kanalikulär aszendierenden bakteriellen Infektion**, wie sie z. B. bei Harnabflußstörungen auftritt.

1.49   Antwort: C

In **Abb. 3** erkennt man teils ballonierte, teils kernlose Hepatozyten als Zeichen einer Leberdystrophie. Die **Abb. 4** zeigt eine, im Gegensatz zum rauhen endoplasmatischen Retikulum (RER), starke Vermehrung des glatten (ungranulierten) endoplasmatischen Retikulums (SER) als Zeichen für eine chronisch gesteigerte Giftelimination (Enzyminduktion). Derartige Veränderungen treten bei chronischem Arzneimittelabusus (z.b. **Barbiturate**, orale Antidiabetika) oder im Gefolge eines langjährigen exzessiven Alkoholkonsums auf.

1.50   Antwort: B

In **Abb. 5** erkennt man ein Muskelfaserpräparat mit unsystematisch erhöhter Variabilität der Muskelfaserquerschnitte, binnenständigen Kernen und kompensatorisch hypertrophierten Muskelfasern. Dieses Bild findet man bei der **progressiven Muskeldystrophie**.
Im Vergleich dazu zeigt die neurogene Muskelatrophie gruppen- bzw. felderförmig angeordnete, verkleinerte drei- oder vieleckförmige Muskelfasern, deren Kerne dicht zusammenstehen und von normalgroßen Fasern umgeben sind.

1.51   Antwort: D

Bei **Abb. 6** erkennt man einen im Stromgebiet der A. cerebri media gelegenen lakunären Hirndefekt, wie er typischerweise im Rahmen der Organisation eines **alten Infarktes** auftritt. Im weiteren Verlauf wird dann die Nekrosehöhle mit kollagenem Bindegewebe abgedeckt, was in der Abbildung innerhalb der Höhle schon zu erkennen ist.

2. Humangenetik
(Fragen 2.1 – 2.14)

2.1 Antwort: A

Das **Rhesus-Blutgruppensystem** wird durch drei eng benachbart liegende und ohne „crossing-over" (Genaustausch zwischen zwei Schwesterchromatiden) vererbte Genorte mit jeweils zwei unterschiedlichen Ausprägungen kodiert, Neumutationen sind nicht bekannt. Von den Allelpaaren C c, D d und E e zeigt das Merkmal D die stärkste Antigenwirkung, es wird als **eigentlicher Rhesusfaktor** (DD und Dd sind Rh(+), dd ist rh(-)) bezeichnet. Während die anderen Allelpaare kodominant vererbt werden, kommt das Allel d nicht zur Ausprägung: **D (Rhesus positiv) ist über d dominant**.
Aufgrund der Heterozygotie der Mutter (Dd) und des Vaters (Dd) sind Zweifel an der Vaterschaft des Kindes (dd) **unberechtigt**, der Befund entspricht der als **Segregation** bezeichneten Verteilung homologer Chromosomen beim Mendel'schen Erbgang.

2.2 Antwort: D

Wie die meisten erblichen Stoffwechselerkrankungen folgt auch die Gangliosidose (M. Tay-Sachs) dem **autosomal-rezessiven** Erbgang. Weitere Beispiele sind die Phenylketonurie, die zystische Fibrose, das adrenogenitale Syndrom, der Albinismus, die Galaktosämie, Glykogenosen (v. Gierke, etc.) und die Alkaptonurie.
Rezessive Erkrankungen kommen nur zur Ausprägung, falls das Defektgen zweifach, also homozygot vorliegt. Das Kind muß die Anlage deshalb sowohl von der Mutter als auch vom Vater erben. Die Anzahl betroffener Kinder hat bei, nach den Mendelschen Regeln, vererbten Erkrankungen keinen Einfluß auf das Wiederholungsrisiko; klinisch gesunde Kinder heterozygoter Eltern sind mit einer Wahrscheinlichkeit von $^2/_3$ Genträger (Aufspaltung gesund:heterozygot:krank wie 1:2:1).

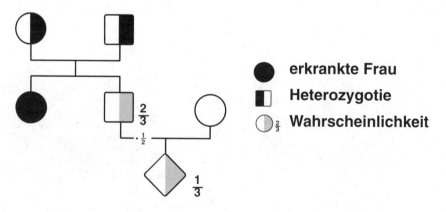

● **erkrankte Frau**

◩ **Heterozygotie**

◑ $\frac{2}{3}$ **Wahrscheinlichkeit**

Die Wahrscheinlichkeit, das defekte Gen des Vaters zu erben, beträgt für das Kind $^1/_2$, durch Multiplikation der Einzelwahrscheinlichkeiten p = $^2/_3 \cdot {}^1/_2$ = **$^1/_3$** erhält man das Risiko des Kindes, heterozygot für das Tay-Sachs-Gen zu sein.

2.3   Antwort: B

Die Frage nach der Häufigkeit eineiiger Zwillinge wird – die Gründe liegen im Dunkeln – sehr oft gestellt. Man erhält den Wert, indem die doppelte Häufigkeit der (verschiedengeschlechtlichen) Pärchenzwillinge **g** von der Gesamthäufigkeit abgezogen wird: **E = 1 - 2 g** (bei relativen Häufigkeiten beträgt die Gesamthäufigkeit 1). Eineiige Zwillinge entstehen durch eine meist in der ersten Woche nach der Befruchtung stattfindende Spaltung der Zygote. Bei $^{3.500}/_{10000}$ = 0,35 = 35 % Pärchenzwillingen in der Bevölkerung beträgt die Häufigkeit von eineiigen Zwillingen demnach 1 - 2 · 35 % = **30 %**.

2.4   Antwort: B

Das **Hardy-Weinberg-Gesetz** dient als „Mitternachtsformel" der Humangenetik zur Berechnung von Erkrankungs-, Heterozygoten- und Genhäufigkeiten. Mit p = Häufigkeit des intakten Allels und q = Häufigkeit des defekten Allels gilt:

$$p + q = 1$$
$$(p + q)^2 = p^2 + 2pq + q^2$$

Dabei stellen p^2 und q^2 die Häufigkeiten der Homozygoten, 2pq die Häufigkeit der Heterozygoten dar, bei autosomal-rezessiven Erkrankungen ist q^2 gleichzeitig die Erkrankungshäufigkeit. Aufgrund des seltenen Vorkommens des defekten Allels (q « 1), kann in den meisten Fällen p mit p = 1 - q ≈ 1 angenähert und die Formel 2pq auf **2q** vereinfacht werden. Falls eines von 10 Individuen heterozygot für ein autosomal-rezessives Gen ist, beträgt 2pq = $^1/_{10}$, durch die Vereinfachung 2pq ≈ 2q folgt 2q ≈ $^1/_{10}$ und q = $^1/_{10} \cdot {}^1/_2$. Die Häufigkeit der Homozygoten ist dann $q^2 = (^1/_{10})^2 \cdot (^1/_2)^2 = (^1/_{10})^2 \cdot {}^1/_4$.

2.5   Antwort: C

Eine Vielzahl von Merkmalen wie Körpergröße, Intelligenz etc., aber auch Krankheiten wie die angeborene Hüftluxation vererben sich nicht dominant oder rezessiv über nur ein einziges Gen, sondern **multifaktoriell** (= polygen, z. B. Diabetes, Hypertonie, Adipositas, Heuschnupfen). Für ihre sehr unterschiedlichen Ausprägungen sind neben mehreren, unabhängig vererbten Genen auch Umwelteinflüsse verantwortlich.
Bei den meisten so vererbten Krankheiten (Lippen-Kiefer-Gaumen-Spalte, angeborene Pylorusstenose, Klumpfuß, Hüftluxation, Spina bifida, etc.) tritt der sogenannte Schwellenwerteffekt auf, so daß erst ab einer bestimmten Anzahl von Defektgenen Mißbildungen auftreten.
Aufgrund der Vielzahl von Faktoren werden bei der genetischen Beratung dieser Krankheiten vor allem Risikoabschätzungen durchgeführt, **die Mendelschen Regeln können nicht angewandt werden**. In die Abschätzung für das Wiederholungsrisiko gehen ein: **Häufigkeit** in der Bevölkerung, **Zahl** der erkrankten Verwandten, **Verwandtschaftsgrad** der Kranken, **Erkrankungsschwere** der nahen Verwandten und **Geschlecht** des Kindes.
Bei den rezessiven oder dominanten Mendelschen Erbgängen wird das Wiederholungsrisiko nicht durch die Geburt eines Merkmalsträgers beeinflußt.

2.6   Antwort: B

Chorea Huntington führt erst ab einem relativ hohen Alter zu Demenz und Hyperkinesien. Das **Manifestationsalter** variiert auch innerhalb von betroffenen Familien beträchtlich, die Penetranz (Manifestationswahrscheinlichkeit) beträgt bei einem Alter von 30 Jahren 10 %, bei 50 Jahren 60 %, sowie bei 70 Jahren 95 %. Die **autosomal-dominant** vererbte Erkrankung, die mit einer Degeneration des Striatums einhergeht, wird aus diesem Grund in der Regel (unbemerkt) vererbt, eine natürliche Selektion findet im Gegensatz zu den anderen, schon früh auffälligen Erkrankungen nur selten statt.
Während die Rate an Neumutationen bei der Achondroplasie 80 %, der Neurofibromatose I 50 % und der Muskeldystrophie vom Typ Duchenne etwa 33 % beträgt, liegt diese bei Chorea Huntington nur bei etwa 1 %.

2.7   Antwort: B

Bei der X-chromosomal-rezessiv vererbten **progressiven Muskeldystrophie vom Typ Duchenne** führen Membranstörungen der Muskelzellen aufgrund eines kompletten Mangels an **Dystrophin** zu Atrophien, Pseudohypertrophien und Kontrakturen der Bein- und Rückenmuskulatur. Die Patienten sterben im Alter von 20 bis 30 Jahren an pulmonalen Infekten oder an Herzmuskelerkrankungen. Die **Muskeldystrophie vom Typ Becker** zeigt eine mildere Verlaufsform mit nur geringer Einschränkung der Lebenserwartung, bei dieser Erkrankung ist der Dystrophingehalt lediglich **verringert**. Die **zugrundeliegende Mutation** beruht bei der Muskeldystrophie vom Typ Duchenne auf einer Rasterverschiebung, beim Typ Becker auf einer Deletion ohne Verschiebung des Leserasters.
Konduktorinnen können zum Teil durch erhöhte CPK-Konzentrationen erkannt werden; sicherer ist die DNA-Diagnostik, die auch pränatal durchgeführt werden kann und die Deletion im Dystrophingen nachweist.
Als **genomisches Imprinting** bezeichnet man die vom multifaktoriellen Erbgang her bekannte Beobachtung, daß je nachdem, ob der Vater oder die Mutter Überträgerin der Erkrankung ist, unterschiedliche Ausprägungen beobachtet werden.

2.8   Antwort: A

Mosaike sind nebeneinander vorliegende Zellreihen mit **unterschiedlichen Chromosomensätzen, die nur postzygotisch** durch eine mitotische „non-disjunction" (unterbliebene Trennung zweier Schwesterchromatiden während der Zellteilung) oder durch einen Chromosomenverlust entstehen können. Je nach Anteil normaler Zellen zeigen die Träger unterschiedliche Ausprägungen der Chromosomenanomalien, die von unauffälligen Phänotypen bis zum Vollbild der Aberration reichen.
Patientinnen mit einer reinen Monosomie des **Turner-Syndroms** (45, XO) weisen neben einem verringerten Körperwachstum und Flügelfellbildung im Halsbereich eine verzögerte Ausbildung der sekundären Geschlechtsmerkmale, **rudimentäre streak-Ovarien** und primäre Amenorrhoe auf. Nicht selten werden phänotypisch unauffällige Trägerinnen, die aufgrund eines Ausbleibens der Regelblutung oder eines nicht erfüllten Kinderwunsches in Behandlung kommen, beobachtet.
Euploide Zellen weisen normale Chromosomenzahlen auf, bei aneuploiden Zellen fehlen einzelne Chromosomen (Monosomie), oder es werden – wie etwa bei der Trisomie – überzählige Chromosomen nachgewiesen.

2.9   Antwort: B

Bei 5–10 % der Retinoblastom-Patienten läßt sich am langen Arm von Chromosom 13 lichtmikroskopisch eine **Deletion** nachweisen. Die Veränderungen im Retinoblastom-Gen führen zur Bildung eines Netzhauttumors, der unbehandelt den Sehnerven befällt, in das Auge vordringt und zum Tode führt.

Deletionen im **Chromosom 18** bewirken somatische Fehlbildungen und eine geistige Retardierung. Translokationen (Verschmelzungen) der Chromosomen 14 und 21 können zu einer Trisomie 21, dem **Down-Syndrom**, führen. Als **Turner-Syndrom** wird die Monosomie 21,X0 bezeichnet.

2.10   Antwort: D

W! Eine pathologisch erhöhte Zähigkeit der exokrinen Drüsensekrete führt bei der Mukoviszidose schon im frühen Kindesalter zu zystischem Umbau und Fibrosierung von Pankreas und Lunge. Als Folge treten Verdauungs-, Wachstums- sowie Ventilationsstörungen auf, an denen die Patienten (bronchopulmonale Infekte) sterben. Der Nachweis der unter der weißen Bevölkerung gehäuft auftretenden Erkrankung erfolgt durch Elektrolytbestimmung des Schweißes oder mittels pränataler Gendiagnostik. Dabei kann bei etwa 70 % der Patienten die Delta F 508-Mutation im CFTR-Gen auf Chromosom 7 nachgewiesen werden, die zu dem Verlust einer Aminosäure ($\triangleq$ 3 Basenpaare im Gen) in einem Membranprotein führt.

Im Gegensatz zu Verschiebungen des Leserasters durch Deletionen oder Insertionen beinhalten missense-Mutationen nur den Austausch eines Basenpaares. Genetische Veränderungen im Bereich der Promotor- und Terminator (Stop-Codon)-Sequenzen führen zu Fehlern bei der Transkription und der messenger-RNA-Bildung (splicing).

2.11   Antwort: C

Die **mitochondriale DNA** besitzt, ähnlich wie die Erbinformation der Bakterien, eine **ringförmige** Doppelhelixstruktur, die allerdings nur für einen Teil der Gene, der Mitochondrien, kodiert. Die Übertragung der Gene (extranukleäre Vererbung) erfolgt in Abweichung von den Mendel'schen Vererbungsregeln ausschließlich durch die **Mutter**, denn in die Verschmelzung von Samen- und Eizelle geht lediglich der Zellkern des Spermiums sowie ein Teil seines Spindelapparates ein. Durch mitochondriale Mutationen hervorgerufene Erkrankungen sind selten, sie äußern sich aufgrund von **Stoffwechselstörungen** in neurodegenerativen und neuromuskulärdegenerativen Krankheitsbildern.

Die anderen aufgeführten Zellbestandteile besitzen keine DNA.

2.12   Antwort: A

Bei der **in-situ-Hybridisierung** werden markierte DNA-Sequenzen (Sonden) mit den zu untersuchenden Proben inkubiert. Die Anlagerung der bekannten Sequenzen an humane oder virale DNA und RNA ermöglicht den Nachweis durch histochemische Methoden und erlaubt auch Rückschlüsse über die Lokalisation von Genen. Proteine tragen keine Nukleinsäure und können durch die in-situ-Hybridisierung nicht nachgewiesen werden.

Die **indirekte Genanalyse** nutzt in einiger Entfernung zum Gen liegende Marker (Schnittstelle im Intron, Restriktionsfragmentlängenpolymorphismen = RFLP) aus, die zusammen mit ihm nach den Mendel'schen Regeln vererbt werden. Rekombinationsvorgänge (Genaustausch zwischen Chromosomen) können Gendefekt und Marker trennen und machen damit die Untersuchung von mehreren Generationen bezüglich der Vererbung von Krankheit und Marker notwendig (Koppelungsanalyse).

Der vorliegende Stammbaum läßt erkennen, daß alle Personen mit dem Marker-Allel 1 auch das Zystennieren-Gen tragen. Personen, die nicht das Allel 1, sondern 2 oder 3 aufweisen (I_1, II_3, II_5), sind nicht erkrankt. Die gemeinsame Vererbung von Marker und Defektgen wird als Kosegregation bezeichnet, aufgrund der engen Kopplung scheint keine Rekombination (Austausch von Gensequenzen) stattzufinden.

Da die Personen II_3 und II_5 nicht das Allel 1 aufweisen, tragen sie mit hoher Wahrscheinlichkeit auch **nicht** das Zystennieren-Gen, sondern die normalen Gene. II_4 ist zwar noch klinisch gesund, da er jedoch das Marker-Allel 1 trägt, wird die Erkrankung höchstwahrscheinlich in der 2. Lebenshälfte zum Ausbruch kommen.

2.14

Antwort: A

Als Beispiel für die multifaktorielle Vererbung sind bei **Neuralrohrdefekten, wie etwa der Anenzephalie**, die im ersten Trimenon entstehen, neben mehreren, unabhängig voneinander vererbten Genen auch Umwelteinflüsse ausschlaggebend, die auch zu einer unterschiedlichen regionalen Häufung führen. Durch die Bestimmung des **AFP-Spiegels** im mütterlichen Serum oder im Fruchtwasser, nicht jedoch durch Chromosomenanalyse und Genotypdiagnostik, lassen sich Neuralrohrdefekte vorhersagen, die Wahrscheinlichkeit des Auftretens kann durch die Gabe von Folsäure gemindert werden. Wie bei anderen multifaktoriell vererbten Erkrankungen stützt sich die genetische Beratung auch hier auf **Risikoabschätzungen**, das Wiederholungsrisiko für eine weiteres Kind beträgt 2–4 %.

3. Medizinische Mikrobiologie
(Fragen 3.1 – 3.40)

3.1 Antwort: E

HIV befällt vorwiegend **T-Helfer-Zellen**, aber auch Makrophagen und Langerhans-Zellen, die an ihrer Oberfläche **CD-4-Rezeptoren** tragen. Als RNA-haltige **Retroviren** synthetisieren sie mit Hilfe der viruseigenen **reversen Transkriptase** in der Wirtszelle virale DNA und bauen diese in das Zellgenom ein. Mit der Zerstörung von Helfer-T-Zellen bricht das Immunsystem durch die verminderte Bildung spezifischer Antikörper und die **Synthese unspezifischer polyklonaler Immunglobuline** zusammen. Die Infektion durch den **parenteral** übertragenen Erreger verläuft inapparent oder unter mononukleoseähnlichen Erscheinungen wie Fieber, Lymphknotenschwellungen und Exanthemen. Nach einer Latenzperiode von mehreren Jahren kann das **Lymphadenopathiesyndrom LAS** durch generalisierte Lymphknotenschwellungen auf eine Erkrankung hinweisen.

Die Symptome des sich anschließenden „AIDS-related-complex" **ARC** bestehen in Gewichtsabnahme, Fieber, Leistungsabfall, Diarrhoe und Anämie. Der Quotient aus T-Helferzellen und T-Suppressorzellen $^{T4}/_{T8}$ sinkt von dem Normalwert > 1,5 auf unter 1 ab. Dies erklärt auch das Auftreten von Infektionen, die im gesunden Organismus durch die Komponenten der zellulären Abwehr eliminiert werden.

Der Übergang zu dem **manifesten Immundefektsyndrom AIDS** erfolgt durch das Auftreten von **Neoplasien** (Kaposi-Sarkom, Lymphome) und **opportunistischen Infekten**, an dessen Komplikationen die Patienten sterben. Leistungsminderung, Konzentrationsstörungen und Demenz können Hinweise für eine HIV-Encephalopathie sein. Während sich im CT des Schädels eine innere und äußere Atrophie zeigt, imponiert histologisch eine **Gliaknötchen-Encephalitis** mit Demyelinisierung der weißen Substanz, einem vermehrten Gehalt an Gliazellen sowie Nachweis mehrkerniger Riesenzellen.

Der **Nachweis einer HIV-Infektion** erfolgt durch Antikörperbestimmung oder Nachweis von Kapselproteinen bzw. der RNA. Kapselproteine sind in einem Zeitraum von etwa 2–12 Wochen nach dem Infektionszeitpunkt im Blut zu finden. Während der Test auf Antikörper früher erst nach etwa 3 Monaten positiv wurde, gelingt mit den aktuellen Verfahren bereits eine Bestimmung nach 3 Wochen.

Bei einem Befall des Gehirns durch **Toxoplasmen** imponieren Zystenbildungen, **Kryptokokken** lösen, insbesondere im Bereich der Meningen, Abszeßbildungen aus. **Prione** und **Borrelien** führen zu einer schwammigen Gewebeauflockerung, der spongiösen Dystrophie, bzw. zu einer lymphozytären Leptomeningitis.

3.2 Antwort: D

Aus den Wimperntierchen (Mirazidien) von **Schistosoma haematobium**, dem Erreger der Bilharziose, entwickeln sich in Schnecken infektiöse Zerkarien. Die so in Gewässern der Tropen schwimmenden Larven **dringen durch die Haut in das Gefäßsystem des Menschen ein** und wandeln sich in den intrahepatischen Gefäßen zu Würmern um, was einen **Pfortaderhochdruck** auslösen kann. In den Venen der Harnblase legen sie Eier mit antigenen Eigenschaften ab, aus denen wiederum Mirazidien schlüpfen. Die **Bilharziose** führt durch Veränderungen an der

Harnblase zu Hämaturie und Strikturen. Neben dem Urogenitaltrakt können auch der Darm, Leber, Milz, Nieren, Lunge, das ZNS oder die Haut befallen sein. Der Nachweis gelingt serologisch oder durch den **Mirazidien-Schlüpfversuch**, bei dem aus Kot oder Urin ausgewaschene Mirazidien in Leitungswasser schlüpfen; die Therapie erfolgt mit dem Antihelmintikum **Praziquantel**.

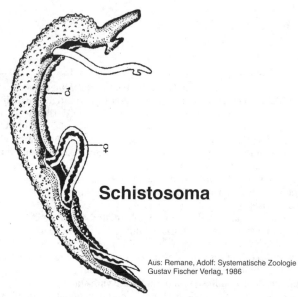

Schistosoma

Aus: Remane, Adolf: Systematische Zoologie
Gustav Fischer Verlag, 1986

Trichinella spiralis verursacht Muskelaffektionen, Myokarditiden und Meningoencephalitiden, **Malaria tropica** ist die schwerste Form der Malaria (Auslöser: Plasmodium falciparum), die ohne Behandlung tödlich verläuft. Während **Ascaris lumbricoides** (☞ siehe auch Kommentar zu Frage 3.6) vielfältige Symptome verursachen kann, ist die **Amöbiasis** durch Durchfälle und die Bildung von Leberabszessen gekennzeichnet.

3.3   Antwort: C

Zu den Besonderheiten des **Influenzavirus** (Familie: Orthomyxoviren) gehört das in 8 Abschnitte segmentierte Genom; die 8 RNA-Stränge kodieren für je ein Protein. In die **Hülle** des Viruspartikels sind **Neuraminidasen** (sie bewirken die enzymatische Spaltung des Schleimhaut-Mucins) und **Hämagglutinine** eingelagert, die für das **Eindringen in die Epithelzelle des Bronchialsystems** notwendig und für die Ausbildung der Immunität verantwortlich sind. Falls verschiedene Influenzaviren eine Zelle befallen, kann es zum Austausch von RNA-Segmenten (Rekombination) mit der Folge kommen, daß neue Subtypen mit veränderten Antigeneigenschaften der Neuraminidasen und Hämagglutinine entstehen („**antigenic-shift**"; durch Punktmutationen entsteht „**antigenic-drift**"). Die Anzahl der Nukleoprotein-Segmente sowie die Struktur der virusspezifischen RNA-Polymerase bleibt unbeeinflußt.
Nach einer Inkubationszeit von wenigen Tagen lösen Influenzaviren neben hohem Fieber, Kopf- und Gliederschmerzen sowie starkem Krankheitsgefühl eine Infektion der oberen Luftwege aus. Außer einer Bronchitis und einer Pneumonie können auch Myokarditiden oder Enzephalitiden auftreten. **Hämorrhagische Pneumonien** sind oft Folge der bakteriellen Superinfektion und können, insbesondere bei älteren Patienten, zum Tode führen.

Während Pneumocystis carinii und Chlamydien Auslöser von atypischen Pneumonien sind, löst Legionella pneumoniae eine nekrotisierende, multifokale Pneumonie aus. Mycobacterium tuberculosis ist der Erreger der Lungentuberkulose, die mit einer Granulombildung einhergeht.

3.4 Antwort: D

Streptokokken der serologischen Gruppe A (Streptococcus pyogenes) sind grampositive, kettenförmig wachsende Eitererreger. Neben Streptokinase (aktiviert die Fibrinolyse), Hyaluronidase (erhöht die Gewebepermeabilität) und Nuklease produzieren sie das für die β-Hämolyse (vollständige Zerstörung der Erythrozyten) verantwortliche Streptolysin O. Von temperenten Phagen befallene Streptokokken sind in der Lage, das **Scharlachexanthem** auslösende erythrogene Exotoxin zu bilden.

Je nach Eintrittsstelle des Erregers können die Keime eine Vielzahl von verschiedenen Erkrankungen wie **Phlegmone, Erysipel, Angina tonsillaris, Otitis media, Sinusitis und Pneumonie** hervorrufen, systemische Infektionen wie eine Sepsis sind selten, Scharlach äußert sich neben Fieber und Tonsillitis durch ein kleinfleckiges Exanthem bei **perioraler Blässe**, „Himbeerzunge" und geschwollenen Lymphknoten. Die Erkrankung hinterläßt eine **Immunität gegen die Toxine**, nicht jedoch gegen die Vielzahl der unterschiedlichen Erregertypen.

Der Nachweis erfolgt durch Mikroskopie oder serologische Bestimmung der bakteriellen Antigenstrukturen, die **Impfung mit gereinigten Kapselpolysacchariden**, die das Antigenmuster der häufigsten Typen beinhaltet.

Während der Impfstoff gegen Cholera und Pertussis aus **abgetöteten** Erregern besteht, wird gegen Diphtherie und Tetanus mit inaktivierten Toxinen, sogenannten **Toxoiden** geimpft.

3.5 Antwort: A

Adenoviren können zu Entzündungen der Atemwege, der Augen und des Darmes führen, sie sind die **häufigsten Erreger des sogenannten „grippalen Infekts"**. Die Übertragung der DNA-haltigen Erreger erfolgt durch Tröpfcheninfektion, Tränenflüssigkeit und Schmierinfektion. Die gehäuft in den Wintermonaten und bei Kindern auftretenden Infektionen der Luftwege reichen von banaler Rhinitis über eine Angina bis zu, bei Kleinkindern auch **letal verlaufenden**, **Pneumonien**. Von Adenoviren hervorgerufene, ganze Augenkliniken mit der Schließung bedrohende, **Konjunktivitiden** zeichnen sich durch eine reversible Trübung der Cornea aus. Bei Kleinkindern können von Adenoviren ausgelöste **Gastroenteritiden** schwere Verlaufsformen annehmen.

Adeno- und Rotaviren lösen in unseren Breitengraden die meisten Durchfallerkrankungen bei Kleinkindern aus. Im Gegensatz dazu werden das Hepatitis-C-Virus, Herpes simplex-Viren, das Mumps- und die Rhabdoviren (Tollwut durch Rabiesviren) **nicht** für Gastroenteritiden verantwortlich gemacht.

3.6 Antwort: A

Die Übertragung der Eier des Spulwurms **Ascaris lumbricoides** erfolgt durch verseuchte Lebensmittel (Salat). Die im Darm geschlüpften Larven dringen über die Leber in das Lungenparenchym ein und entwickeln sich nach **Wanderung durch die Luftröhre**, den Rachen, die Speiseröhre und den Magen im Dünndarm zu geschlechtsreifen Formen. In der Regel verläuft die Erkrankung **latent**; eine Infektion kann leicht durch mikroskopische Untersuchung des Stuhls diagnostiziert werden.

Echinococcus multilocularis wandert vom Dünndarm vorwiegend in die Leber, **Schistosomen** (Pärchenegel) entwickeln sich im Gefäßsystem des Intestinal- und Urogenitaltraktes. **Wuchereria bancrofti** verursacht Lymphangitiden, Lymphknotenschwellungen und die Elephantiasis.

Zytomegalieviren (CMV, befallene Zellen sind stark vergrößert) sind weit verbreitet. Bis zu 60 % der Bevölkerung sind, meist durch eine im Kindesalter **inapparent** oder unter dem Bild einer Mononukleose verlaufenden Ansteckung, **latent infiziert**. Das im Zellgenom eingebaute Virus ruft dabei keine Krankheitserscheinungen hervor. Es wird erst bei verschlechtertem Immunstatus (immunsuppressive Behandlung bei Transplantationen oder Tumoren, AIDS) reaktiviert und kann dann zu schweren, tödlich verlaufenden Krankheitsbildern mit Befall der Lunge, Leber, des Auges und des lymphatischen Systems führen. Eine Übertragung durch Bluttransfusionen ist ebenfalls möglich. Erstinfektionen der Mutter können im **2. und 3. Trimenon Fetopathien mit Gehirnschädigungen, Hepatomegalie und Thrombozytopenie** hervorrufen. Der Nachweis erfolgt in der Regel durch Anzüchtung der Viren in humanen Zellkulturen oder durch Antikörperbestimmung, die Therapie bei schweren Verläufen mit Ganciclovir. Während Zytomegalieviren die **unterschiedlichsten Organe** befallen können, beschränken sich Rabies- und Polioviren auf die Zellen des Nervensystems und Influenza- sowie Rhinoviren auf die des respiratorischen Traktes.

Für die pathogene Wirkung von **Staphylococcus aureus** sind zahlreiche **Toxine** verantwortlich: Plasmakoagulase führt zu intravasaler Gerinnung, Hämolysine (α-Toxin) zerstören Erythrozyten- und andere Zellmembranen, Leukozidine schädigen weiße Blutkörperchen und Enterotoxine sind die **häufigste Ursache für Lebensmittelvergiftungen** (Gastroenteritiden). Das auf der Zellwand aufgelagerte Protein A verhindert die Opsonierung und Phagozytose. Typische lokale Infektionen der Eitererreger sind Abszesse, Furunkel, Otitis media, Sinusitis und Osteomyelitis. Die Staphylokokkenpneumonie besitzt eine schlechte Prognose, bei verminderter Resistenz kann es zu einer schwer verlaufenden Sepsis kommen. Als „toxic shock syndrome" bezeichnet man eine durch Blutdruckabfall, Fieber und einem Exanthem gekennzeichnete Erkrankung, die von TSS-Toxin 1-synthetisierenden Staphylococcus aureus-Stämmen hervorgerufen wird und insbesondere bei Tampon-Trägerinnen beobachtet wird. Staphylokokkeninfektionen müssen mit penicillinasefesten Penicillinen wie Oxacillin oder mit Cephalosporinen etwa der ersten Generation, die ebenfalls gegenüber β-Laktamasen stabil sind, behandelt werden. **Methicillinresistente Stämme sind nach Antibiogramm zu behandeln**, die Resistenz umfaßt neben allen β-Laktamantibiotika (Isoxazolyl-Penicilline: Oxacillin, Dicloxacillin, Flucloxacillin) auch Cephalosporine der 3. Generation, Gyrasehemmer und Tetrazykline. **Glykopeptidantibiotika** wie Vancomycin und Teicoplanin stellen die geeignetste Therapie für methicillinresistente Staphylokokken dar.

Pneumocystis carinii-Infektionen – das Protozoon führt in der Lunge zu Zystenbildungen und wurde 1910 von Carini nachgewiesen – gewinnen aufgrund der steigenden Zahl von HIV-Fällen immer stärker an Bedeutung. Mit einem Anteil von etwa **50 %** stellt Pneumocystis carinii unter HIV-Infizierten die am häufigsten auftretende opportunistische Infektion dar und markiert bei diesen Patienten gleichzeitig den Übergang zum Vollbild AIDS. Bei intaktem Immunsystem verläuft die aerogene Infektion der bei vielen Säugetieren nachweisbaren Keime in der Regel **latent** (unbemerkt). Resistenzminderungen können eine **atypische Pneumonie** mit trockenem Husten und relativ charakteristischem Röntgenbefund auslösen, die unbehandelt zum Tode führen kann. Der Erregernachweis erfolgt durch **mikroskopische Untersuchung** eines bioptisch oder durch Bronchiallavage gewonnenen und gefärbten Präparates ohne vorherige Anzucht. Antigen- und Antikörpernachweise konnten sich aufgrund ihrer Unzuverlässigkeit **nicht durchsetzen**. Zur Behandlung wird Cotrimoxazol, insbesondere zur Prophylaxe, auch Pentamidin eingesetzt.

3.10 Antwort: B

W! **Peptostreptokokken** werden als **obligat-anaerobe Kokken** zur Normalflora der Schleimhaut des Menschen gezählt. Als endogene Infektionserreger können die Keime bei Verletzungen oder bei schlechter Resistenzlage die Schleimhaut durchdringen und Abszeßbildungen im Bereich des Kopfes, der Lunge, des Abdomens und des weiblichen Genitales auslösen. Die Therapie des schwierig anzuzüchtenden Keimes erfolgt mit Penicillin oder mit Cephalosporinen.

Während Mykobakterien und Neisserien **obligate Aerobier** sind, werden Vibrionen und Korynebakterien zu den **fakultativen Anaerobiern** gezählt.

3.11 Antwort: D

Infektionen der unteren Harnwege, die aufgrund anatomischer Gegebenheiten bei Frauen häufiger auftreten als bei Männern, entstehen in der Regel **aszendierend**. Den bei weitem häufigsten Erreger stellt **Escherichia coli** dar; Enterokokken (Streptococcus faecalis), Proteus, Klebsiellen und Pseudomonaden können ebenfalls Harnwegsinfekte hervorrufen.

Aufgrund der zu erwartenden **Vermehrung von Begleitkeimen** und der daraus resultierenden falsch positiven Ergebnisse muß Urin, der aus dem Mittelstrahl gewonnen werden sollte, **sofort der Kultur zugeführt werden**. Am zweckmäßigsten geschieht dies mit vorgefertigten Kulturböden (Uricult®), die in den Urin getaucht und **anschließend** brütet werden. Keimzahlen von über 10^5 /ml gelten beim Mittelstrahlurin als signifikant, beim Blasenpunktionsurin beträgt der Grenzwert 10^3 /ml.

3.12 Antwort: E

Die inflammatorischen **T-Helfer-Zellen TH$_1$** aktivieren Makrophagen über das Zytokin **Interferon-γ** und stimulieren zytolytische T-Zellen durch Ausschüttung des Botenstoffes Interleukin-2. Interleukin-4 und Interleukin-5 werden dementgegen von Helfer-Zellen des **TH$_2$-Typs** ausgeschüttet, um B-Zellen zur Bildung von Antikörpern anzuregen.

Das Fibroblastenprodukt **Interferon-β** besitzt antivirale Eigenschaften und stimuliert T-Zellen, **Interleukin-1** ist ein von Makrophagen synthetisiertes Pyrogen, das ebenfalls T-Helfer- und T-Induktor-Zellen aktiviert.

3.13 Antwort: E

Von **Hepatitis-A-Viren** (RNA-Virus, Familie: Picornaviren) hervorgerufene Hepatitiden zeigen nach einer Inkubationszeit von einigen Wochen milde bis inapparente Verlaufsformen, die **nicht chronifizieren**. Die Erreger der auch als Reisehepatitis (Übertragung durch Schmierinfektion) bezeichneten Erkrankung hinterlassen eine lebenslange Immunität, die durch Anti-HAV-Antikörper der Klasse IgG (IgM: primäre Immunantwort als Zeichen einer frischen Infektion) nachgewiesen werden kann.

Im Gegensatz zu den anderen aufgeführten Viren (Humanes Papillomavirus Typ 16: Genitalkarzinomen, Hepatitis-B-Virus: Leberzellkarzinome, Epstein-Barr-Virus: Burkitt-Lymphom und nasopharyngeales Karzinom, Humanes T-Zell-Leukämievirus I, HTLV I: T-Zell-Malignome) **besitzt das Hepatitis-A-Virus kein onkogenes Potential**.

3.14   Antwort: D

Masernviren (RNA, Hämagglutinin) sind nur beim Menschen nachweisbar und führen aufgrund eines **Kontagionsindex von 95 %** bei Erstinfektionen **in fast jedem Fall zur manifesten Erkrankung.** Als Prodromalsymptome treten nach 10–12 Tagen Fieber, Schnupfen, Husten, Konjunktivitis sowie Kopliksche Flecken (kleine weißliche Enantheme an der Wangenschleimhaut) auf. Im Exanthemstadium kommt es neben Fieber zur Ausbreitung von roten konfluierenden Flecken über den ganzen Körper. Komplikationen können durch bakterielle Superinfektionen oder **Enzephalitiden** auftreten. Das Virus wird nach der Erkrankung eliminiert, **Dauerausscheider werden nicht beobachtet.** Die subakute sklerosierende Panenzephalitis (SSPE) ist eine seltene, nach Jahren auftretende, tödlich verlaufende Spätkomplikation, die durch persistierende, defekte Masernviren ausgelöst wird. Immundefekte führen zu schweren Krankheitsbildern, in Entwicklungsländern werden hohe Mortalitätsraten beobachtet. Da die spezifischen Antikörper diaplazentar übertragen werden, treten bei Infektionen der Mutter keine Embryopathien auf. Bei Säuglingen kann eine passive Impfung durch Immunglobuline nach Virusexposition erfolgen. Ansonsten wird ab dem 15. Monat **aktiv** mit **apathogenen Stämmen** geimpft, die keine Komplikationen hervorrufen. Aufgrund der zu erwartenden Verschlimmerung des Krankheitsverlaufes darf der **Totimpfstoff** nicht verwendet werden. Der Antikörpernachweis kann mittels ELISA oder mit dem Hämagglutinations-Hemmtest geführt werden.

3.15   Antwort: B

Der Erreger der **Frühsommer-Meningoenzephalitis**, das zur Familie der **Flavivieren** gehörende, RNA-haltige FSME-Virus, wird durch **Zecken** von Nagern auf den Menschen übertragen. Als Endemiegebiete gelten in Zentraleuropa Teile von Südösterreich sowie Regionen im Bereich des Oberrheins und der Donau, **nicht** jedoch ganz Deutschland. Ähnlich wie bei der Poliomyelitis zeigt die Erkrankung nach einer Inkubationszeit von ungefähr 10 Tagen einen **zweigipfligen Verlauf,** der in der ersten Phase durch subfebrile Temperaturen und grippeähnliche Symptome wie Kopf- und Gliederschmerzen gekennzeichnet ist. Nach einem symptomfreien Intervall kann sich die **zweite Phase mit hohem Fieber, Paresen, Sensibilitätsausfällen und Meningoenzephalitissymptomatik** anschließen. Während bei Kindern vorwiegend meningitische Formen beobachtet werden, leiden Erwachsene hauptsächlich an einer Enzephalitis. Personen, die sich häufig in den Wäldern der Endemiegebiete aufhalten, sollten sich einer **aktiven Impfung** (es existiert nur ein Serotyp) mit abgetöteten Erregern unterziehen, deren Wirkung etwa drei Jahre anhält. Ungeimpfte Personen können nach der Exposition passiv mit FSME-Hyperimmunglobulinen geimpft werden.

3.16   Antwort: B

Zu den Besonderheiten des **Influenzavirus** (Familie: Orthomyxoviren) gehört das in 8 Abschnitte segmentierte Genom; die 8 RNA-Stränge kodieren für je ein Protein. In die **Hülle** des Viruspartikels sind **Neuraminidasen** (sie bewirken die enzymatische Spaltung des Schleimhaut-Mucins) und **Hämagglutinine** eingelagert, die für das **Eindringen in die Epithelzelle des Bronchialsystems** notwendig und für die Ausbildung der Immunität verantwortlich sind. Falls verschiedene Influenzaviren eine Zelle befallen, kann es zum Austausch von RNA-Segmenten (Rekombination) mit der Folge kommen, daß neue Subtypen mit veränderten Antigeneigenschaften der Neuraminidasen und Hämagglutinine entstehen („**antigenic-shift**"; durch Punktmutationen entsteht „**antigenic-drift**"). Die Anzahl der Nukleoprotein-Segmente sowie die Struktur der virusspezifischen RNA-Polymerase bleibt unbeeinflußt.

Nach einer Inkubationszeit von wenigen Tagen lösen Influenzaviren neben hohem Fieber, Kopf- und Gliederschmerzen sowie starkem Krankheitsgefühl eine Infektion der oberen Luftwege aus. Außer einer Bronchitis und einer Pneumonie können auch Myokarditiden oder Enzephalitiden auftreten. Hämorrhagische Pneumonien sind oft Folge einer **bakteriellen Superinfektion**.

Neue Subtypen von **Influenza A-Viren** (Influenza B und C bleiben meist geographisch beschränkt; die Einteilung bezieht sich auf 3 verschiedene Formen des die RNA umgebenden Proteins) können, auch durch die **Verbreitung über Tiere**, weltweite Grippepandemien auslösen, die infolge häufig auftretender bakterieller Superinfektionen unbehandelt meist schwer verlaufen. Die bei gefährdeten Personengruppen empfohlene **Impfung mit abgetöteten Influenza A und B-Viren** greift nur etwa bei 50 % und bietet auch nur gegen die jeweilige Antigenstruktur Schutz. Influenzaviren lassen sich in bebrüteten Hühnereiern anzüchten oder serologisch nachweisen, zur Therapie und Prophylaxe der Influenza A kann **Amantadin** eingesetzt werden, der Stoff hemmt das uncoating der Viren, wirkt jedoch nicht bei der Influenza B.

3.17 Antwort: B

Gemeinsamer Kommentar mit Frage 3.1.

3.18 Antwort: D

Von den aufgeführten Erregern ist Streptococcus pyogenes **am seltensten** als Auslöser einer Konjunktivitis zu finden, er ist für eitrige Infektionen wie etwa Tonsillitis, Pharyngitis, Sepsis, Meningitis, für den Scharlach und das akute rheumatische Fieber oder die akute Glomerulonephritis verantwortlich.

Neben Chlamydia trachomatis lösen auch Adeno- und Masernviren sowie Streptococcus pneumoniae Konjunktividen aus.

3.19 Antwort: A

Zytomegalieviren (CMV, befallene Zellen sind stark vergrößert) sind ebenfalls weit verbreitet. Bis zu 60 % der Bevölkerung sind, meist durch eine im Kindesalter zu über 90 % inapparent oder unter dem Bild einer Mononukleose verlaufenden Ansteckung, **latent infiziert**. Das im Zellgenom eingebaute Virus ruft dabei keine Krankheitserscheinungen hervor. Es wird erst bei verschlechtertem Immunstatus (immunsuppressive Behandlung bei Transplantationen oder Tumoren, AIDS) reaktiviert und kann dann zu schweren, tödlich verlaufenden Krankheitsbildern führen. Eine Übertragung durch Bluttransfusionen ist ebenfalls möglich. Erstinfektionen der Mutter können im **2. und 3. Trimenon Fetopathien mit Gehirnschädigungen, Hepatomegalie und Thrombozytopenie hervorrufen, perinatale Infektionen verlaufen in der Regel latent**. Bei Neugeborenen wird eine **Sepsis** am häufigsten durch Bakterien wie Streptococcus pyogenes, B-Streptokokken, Staphylococcus aureus und Anaerobier hervorgerufen.

Gemeinsame Merkmale der Herpesviren sind ihr **hoher Durchseuchungsgrad** in der Bevölkerung und ihre Fähigkeit, nach Infektionen im Organismus zu **verbleiben.** Während von den zwei Typen des Herpes-simplex-Virus Typ 1 die orale Eintrittspforte bevorzugt, tritt Typ 2 am häufigsten im Genitalbereich auf. Erstinfektionen mit **HSV 1** verlaufen in der Regel inapparent, selten auch unter dem Bild einer Gingivostomatitis. Die Viren persistieren im **Ganglion trigeminale** und können nach Provokation durch endogene (Fieber, Resistenzminderung) oder exogene (UV-Licht) Reize zu den als **Herpes labialis** oder Fieberbläschen bezeichneten gruppierten Bläschen auf rotem Grund führen. Komplikationen stellen **Keratokonjunktivitiden (Herpes corneae)** und eine oft letal verlaufende Enzephalitis dar. Der Erreger des **Herpes genitalis**, HSV 2, wird durch Geschlechtsverkehr übertragen und kann bei einer Erstinfektion der Frau zur Vulvovaginitis führen. Während Rezidive seltener als beim Typ 1 auftreten, **kann HSV 2 durch perinatale Infektion einen schwer verlaufenden Herpes neonatorum hervorrufen.**
Zytomegalieviren (CMV, befallene Zellen sind stark vergrößert) sind ebenfalls weit verbreitet. Bis zu 60 % der Bevölkerung sind, meist durch eine im Kindesalter zu **über 90 % inapparent** oder unter dem Bild einer Mononukleose verlaufenden Ansteckung, latent infiziert. Das im Zellgenom eingebaute Virus ruft dabei keine Krankheitserscheinungen hervor. Es wird erst bei verschlechtertem Immunstatus (immunsuppressive Behandlung bei Transplantationen oder Tumoren, AIDS) reaktiviert und kann dann zu schweren, tödlich verlaufenden Krankheitsbildern führen. Eine Übertragung durch Bluttransfusionen ist ebenfalls möglich. Erstinfektionen der Mutter können im **2. und 3. Trimenon Fetopathien mit Gehirnschädigungen, Hepatomegalie und Thrombozytopenie** hervorrufen. Der Nachweis erfolgt in der Regel durch Anzüchtung der Viren in humanen Zellkulturen oder durch Antikörperbestimmung.
Infektionen mit dem **Epstein-Barr-Virus** verlaufen intrauterin und bei Kindern inapparent. Im Alter von 15 bis zu 30 Jahren führt die in **B-Lymphozyten** stattfindende Vermehrung des durch **Speichel** übertragenen Erregers zum Krankheitsbild der infektiösen Mononukleose. Die auch als Pfeiffersches Drüsenfieber bezeichnete Erkrankung äußert sich in **Schwellungen der zervikalen Lymphknoten**, einer Leukozytose, Angina und Hepatosplenomegalie. Komplikationen wie Milzrupturen, neurologische Ausfälle oder Thrombozytopenien sind selten, **protrahierte Krankheitsverläufe** werden insbesondere bei immunsupprimierten Personen beobachtet. Epstein-Barr-Viren, die ebenso wie Herpes-simplex-Viren **onkogenes Potential** besitzen, werden durch Antikörperbestimmung nachgewiesen. Der **Paul-Bunnell-Schnelltest** nutzt die heterophilen Eigenschaften der Antikörper aus, die auch Tiererythrozyten verklumpen können.
Das **Varizella-Zoster-Virus VZV** ist der Erreger der **Windpocken**, einer Kinderkrankheit, die durch ein papulöses Exanthem gekennzeichnet ist und aufgrund der **hohen Manifestationsrate** selten inapparent verläuft. Die als Sternenhimmel bezeichneten Effloreszenzen (Blickdiagnose!) liegen in unterschiedlichen Stadien vom Bläschen bis zur Borke vor und heilen, sofern sie nicht durch Aufkratzen superinfiziert werden, narbenlos ab. Komplikationen sind Meningoenzephalitiden, Pneumonien und Otitiden. Perinatal von der Mutter infizierte Neugeborene oder immunsupprimierte Kinder zeigen zum Teil schwere, hämorrhagisch verlaufende Krankheitsbilder.
Die DNA-Viren persistieren in den **Spinalganglien** und können bei einer Schwächung des Immunsystems (Tumore, Operationen, Alter über 50 Jahre, etc.) den als Gürtelrose bezeichneten **Herpes zoster** hervorrufen. Er äußert sich in Fieber und durch auf ein Hautsegment beschränkte Herpes-typische Bläschen auf gerötetem Grund. Auch hier können Enzephalitiden auftreten; schmerzhafte Zosterneuralgien können durch die rechtzeitige Gabe des **Nucleosid-Analogons Aciclovir** vermieden werden. Immunsupprimierte oder an Malignomen erkrankte Personen sollten aktiv mit abgeschwächten Erregern oder passiv mit Hyperimmunglobulinen geimpft werden.

3.21 Antwort: E

Aus den Wimperntierchen (Mirazidien) von **Schistosoma haematobium**, dem Erreger der Bilharziose, entwickeln sich in Schnecken infektiöse Zerkarien. Die so in Gewässern der Tropen schwimmenden **Larven dringen durch die Haut** in das Gefäßsystem des Menschen ein und wandeln sich in Würmer um. In den Venen der **Harnblase** legen sie Eier mit antigenen Eigenschaften ab, aus denen wiederum Mirazidien schlüpfen. Die **Bilharziose** führt durch Veränderungen an der Harnblase zu Hämaturie und Strikturen. Neben dem Urogenitaltrakt können auch der Darm, Leber, Milz, Nieren, Lunge, das ZNS oder die Haut befallen sein. Der Nachweis gelingt serologisch oder durch den **Mirazidien-Schlüpfversuch**, bei dem aus Kot oder Urin ausgewaschene Mirazidien in Leitungswasser schlüpfen; die Therapie erfolgt mit dem Antihelmintikum **Praziquantel**.

Trypanosoma brucei (Schlafkrankheit), Onchocerca volvolus (Onchozerkose mit der Gefahr der Erblindung), Leishmania tropica (Kala-Azar) und Wuchereria bancrofti (Lymphatische Filariose) werden durch **Insektenstiche** übertragen.

3.22 Antwort: E

Kryptosporidien sind weltweit bei Menschen und Wirbeltieren verbreitete Protozoen, die bei immunkompetenten Personen milde Diarrhöen auslösen oder latente Infektionen verursachen. Die Erkrankung wird fäkal-oral durch verseuchtes Trinkwasser oder Nahrung übertragen, infektiös sind die Oozysten. AIDS-Patienten können lang anhaltende und lebensbedrohliche choleraähnliche Diarrhöen entwickeln, die mit Übelkeit und abdominellen Schmerzen einhergehen. Der Nachweis erfolgt mikroskopisch, die Behandlung symptomatisch, **spezifisch wirksame Medikamente sind derzeit nicht verfügbar**.

3.23 Antwort: E

Die auch heute noch in tropischen und subtropischen Gebieten weit verbreitete **Malaria** wird durch Infektionen mit **Plasmodium vivax, Pl. ovale** (beide Malaria tertiana, etwa 40 % der Erkrankungen), **Pl. malariae** (M. quartana, < 10 %) oder **Pl. falciparum** (M. tropica, etwa 50 %) verursacht.

Anophelesmücken übertragen Sporozoiten auf den Menschen, wo sie sich in dessen **Leberparenchymzellen** in Merozoiten teilen und in die Blutbahn gelangen. Aus infizierten Erythrozyten (Trophozoiten) bilden sich Schizonten, die in regelmäßigen Abständen zerplatzen und neue Merozoiten freigeben. Befallene rote Blutkörperchen lagern sich mit nichtinfizierten Erythrozyten im Kapillarbereich an den Endothelien zusammen und führen zu Durchblutungsstörungen. Nach einer Inkubationszeit von einer bis mehreren Wochen führen die Erythrozytenzerfälle zu rezidivierenden Fieberschüben, die bei M. tertiana und M. quartana periodisch jeden 3. bzw. 4. Tag, bei **M. tropica unregelmäßig** auftreten. Bei **M. tertiana** bleibt der exoerythrozytäre, hepatische Entwicklungszyklus bestehen und führt noch **nach Jahren zu Rezidiven**. **M. tropica** zeigt eine schwerere Verlaufsform (bis zu 30% der Erythrozyten können befallen sein) mit Hepatosplenomegalie, zentralnervösen Ausfällen durch Embolisierung von Hirngefäßen und dem – bedingt durch intravasale Hämolyse – häufig letal endenden **Schwarzwasserfieber**.

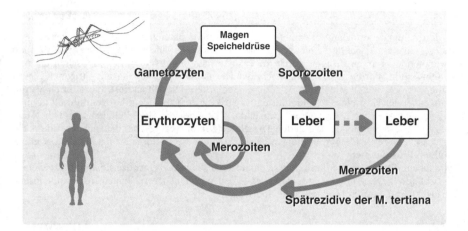

Der Erregernachweis gelingt mit Hilfe der mikroskopischen Untersuchung des Kapillarblutes im sogenannten „dicken Tropfen" (auf einem Objektträger getrockneter Bluttropfen) oder besser im **Blutausstrich** in der Fieberphase, bei denen sich die mit Erregern befallenen Erythrozyten in ihrer charakteristischen Form darstellen und eine Differenzierung ermöglichen. Vor Reisen in Malariagebiete sollte eine, aufgrund resistenter Erreger nicht immer erfolgreiche, Chemoprophylaxe mit dem Schizontenmittel Chloroquin durchgeführt werden, das auch bei akuten Anfällen verwendet wird. Rezidive können mit dem auf exoerythrozytäre Formen wirkende **Primaquin** behandelt werden, weitere, zur Therapie der Malaria eingesetzte Medikamente sind Mefloquin, Chinin, Tetrazykline und Pyrimethamin, ein Dihydrofolatreduktasehemmer. **Schutzimpfungen** gegen die Malaria sind noch in **Erprobung**, sie wirken derzeit nur bei einigen Formen und Personenkreisen.

3.24 Antwort: D

Die von Zecken der Gattungen Ixodes ricinus und dammini übertragene **B. burgdorferi** (erst 1982 von Burgdorfer entdeckt) kann zur **Lyme-Erkrankung** führen. Um den Zeckenbiß entwickelt sich eine **ringförmig größer werdende Hautrötung** (Erythema chronica migrans) oder ein rotes Knötchen (Lymphadenosis cutis benigna). Nach einigen Wochen kann die Krankheit serologisch durch erhöhte IgM-Antikörperkonzentrationen nachgewiesen werden. Die Anzüchtung der Erreger ist schwierig und erfolgt aus Gewebebiopsien, **nicht** jedoch über Blutkulturen. **Fieber, Kopf-** und **Gelenkschmerzen** sind Anzeichen einer einsetzenden **Generalisation** mit Gefahr einer Meningitis. Das sich über Jahre hinziehende chronische Stadium (Acrodermatitis chronica atrophicans) äußert sich durch Hautatrophien, Polyneuropathien und Arthritiden. Die Behandlung erfolgt mit Penicillinen, Cephalosporinen oder Tetrazyklinen, Impfstoffe sind nicht verfügbar.

3.25 Antwort: D

Mycobacterium tuberculosis und M. bovis sind feine, aerobe, säurefeste Stäbchen. Die Bakterien wirken durch ihre Vermehrung in Makrophagen pathogen, produzieren aber keine Toxine. Die **Körperabwehr** beruht auf der Bildung tuberkulosespezifischer T-Zellen, die Makrophagen über das Lymphokin γ-Interferon anregen, die phagozytierten Bakterien zu zerstören. Die lipidreiche Zellwand bedingt die schlechte Anfärbbarkeit bei der Gramfärbung, die hohe Stabilität und die Säurefestigkeit, Tuberkulosebakterien sind **unbeweglich** und bilden **keine Sporen**. **M. tuberculosis** wird aerogen durch Tröpfcheninfektion übertragen und löst in der Regel die Lungentuberkulose aus, vorbestehende Lungenerkrankungen begünstigen die Ansiedlung, **M. bovis** führt nach dem Genuß kontaminierter Milch zur selteneren Darmtuberkulose. Eine hämatogene Streuung der Tuberkulosebakterien kann zur Miliartuberkulose mit disseminierten Herden in der Lunge, den Meningen und anderen Organen führen, im Falle einer Resistenzminderung endet die Tuberkulosesepsis (Sepsis Landouzy, Sepsis tuberculosa acutissima) fast immer letal.

Tuberkulosebakterien können mikroskopisch in der Ziehl-Neelsen-Färbung nicht von anderen apathogenen säurefesten Stäbchen, den sogenannten atypischen Mykobakterien, unterschieden werden. Nach Abtötung von Begleitkeimen muß deshalb der Nachweis über eine Kultur aus Sputum, Magensaft, Urin, Stuhlproben, Liquor oder Biopsaten erfolgen. Positive Anzüchtungsergebnisse von M. tuberculosis können aufgrund der langsam wachsenden Keime frühestens nach 3 Wochen, endgültig negative Ergebnisse erst nach 6–8 Wochen erwartet werden. Ein neues radiometrisches Verfahren (Bactec) nützt die Stoffwechselfunktion der Tuberkulosebakterien aus und besitzt eine Nachweiszeit von nur 1 Woche, zudem steht mit der **PCR-Methode** ein sehr schnelles und sensibles Nachweisverfahren zur Verfügung. Bei begründetem Verdacht muß **vor** der kulturellen Diagnosesicherung mit der Therapie begonnen werden. **Antigen- oder Antikörpernachweise sind, auch aufgrund der intrazellulären Vermehrung, im Gegensatz zu den anderen aufgeführten Keimen nicht möglich.**

Die **Tuberkulinreaktion** weist nach intrakutaner Injektion von Hüllproteinen die zellvermittelte Immunität durch eine entzündliche Hautreaktion nach. Positive Tuberkulinreaktionen bei unauffälliger Klinik können entweder auf eine inapparente bzw. eine schon früher durchgemachte Infektion oder auf einen bestehenden Impfschutz hinweisen.

Aufgrund von Resistenzentwicklungen erfolgt die Behandlung initial mit einer Dreifachkombination aus Isoniazid (INH), Rifampicin und Ethambutol. Schutzimpfungen werden aktiv mit dem **lebenden apathogenen BCG-Stamm** bei älteren Kindern, Jugendlichen und Erwachsenen durchgeführt, die einen **negativen Tuberkulintest** aufweisen und zu **Risikogruppen** zählen.

3.26   Antwort: B

Die ausschließlich den Menschen befallenden, kommaförmigen Cholerabakterien werden durch **fäkal verunreinigtes Wasser** übertragen und breiten sich insbesondere unter schlechten hygienischen Bedingungen äußerst schnell aus. Erkrankungen werden nicht nur auf dem indischen Subkontinent, sondern auch in Südamerika und anderen Ländern beobachtet. Das Enterotoxin der beiden Choleraerreger **Vibrio cholerae** und **V. El Tor aktiviert die intrazelluläre Adenylatzyklase des Dünndarms** und führt dadurch zu einem starken Elektrolyt- und Wasserverlust, der bis zu 25 $^1/_d$ betragen kann. Bei unzureichender Substitution liegt die Letalität bei über 50 %, bei Infektionen mit **V. El Tor**, die immer häufiger beobachtet werden, liegt die Letalität geringer.

Die mit **abgetöteten Erregern** durchgeführte aktive Impfung bietet nur einen unvollständigen, auf 6 Monate begrenzten Schutz. Aus diesem Grund sind hygienische Maßnahmen wie Trinkwasseraufbereitung und Abwasserbeseitigung sowie Quarantäne Schutzimpfungen vorzuziehen. Der säureempfindliche Keim wird mikroskopisch, kulturell oder durch Antigenbestimmung nachgewiesen.

3.27 Antwort: D

Helicobacter pylori ist ein gramnegatives, mikroaerophiles gekrümmtes Stäbchen, das häufig bei Patienten mit Ulcera duodeni und U. ventriculi sowie akuten und chronischen Gastritiden gefunden werden kann. Der Keim vermehrt sich in der Magenmukosa und wird durch das Enzym Urease, das Harnstoff zu NH_4^+ abbaut, vor der Magensäure geschützt. Enteritiden werden durch diesen Keim **nicht** ausgelöst, hier kommen eher die Campylobacter-Arten C. fetus, C. jejuni, C. coli und C. laridis in Frage. Der Nachweis einer Infektion gelingt durch einen Schnelltest, bei dem die **starke Ureaseaktivität** des Keims ausgenutzt wird, oder serologisch durch Antikörperbestimmung, nicht jedoch durch Stuhlkulturen. Die Keime sind u. a. sensibel gegenüber Ampicillin, Amoxicillin, Metronidazol und Wismut, höchste Eradikationsquoten werden durch Kombination von Breitspektrumpenicillinen mit Protonenpumpenhemmern und Makrolidantibiotika erreicht, spontane Heilungsverläufe sind nicht bekannt.

3.28 Antwort: E

Bacillus anthracis ist ein grampositiver, aerober Sporenbildner, der im Erdboden nachgewiesen werden kann, die Übertragung erfolgt durch engen Kontakt mit Tieren oder kontaminierten Lebensmitteln. Die Pathogenität kommt durch die antiphagozytäre Glutaminsäure-Polypeptid-kapsel und durch ein Exotoxin zustande, die Sporen sind äußerst widerstandsfähig und über Jahrzehnte infektiös. Der Erreger des Milzbrandes kann eine lokal begrenzte Infektion verursachen, die als Hautmilzbrand imponiert und zur hämatogenen Streuung neigt. Bei der seltener auftretenden oralen Aufnahme oder Inhalation wird der Darm- oder Lungenmilzbrand beobachtet. Im Gegensatz zum Gasbrand (Clostridium perfringens) sind bei Milzbrand chirurgische Maßnahmen kontraindiziert: „Noli me tangere". Die Therapie erfolgt **bei Verdacht** auf eine Erkrankung mit Penicillin G, Erythromycin und Tetrazyklinen, kann aber bei dem Darm- oder Lungenmilzbrand den schicksalhaften Verlauf der Erkrankung meist nicht aufhalten.

3.29 Antwort: D

Nosokomiale, d.h. im Krankenhaus erworbene Pneumonien werden hauptsächlich von **gram-negativen Keimen** wie Pseudomonas aeruginosa, Klebsiella pneumoniae, Escherichia coli und anderen Enterobakterien verursacht. Der Exotoxinbildner **Pseudomonas aeruginosa** stellt dabei einen der häufigsten Erreger von in der Klinik erworbenen Infektionen dar. Die Erkrankungen äußern sich in Sepsis, Pneumonie (insbesondere bei zystischer Fibrose), Harnwegs- und Hautinfektionen bei großen Defekten (Verbrennungen, Ulcus cruris). Der Nachweis der Keime erfolgt kulturell, die Therapie nach **Antibiogramm** (häufige Resistenzentwicklung!) mit Aminoglykosiden, Gyrasehemmern, Acylureidopenicillinen und Cephalosporinen der 3. (Ceftazidim) und 4. Generation (Cefepim).

3.30 Antwort: E

W! **Haemophilus influenzae**, ein kurzes, gramnegatives Stäbchen, gehört in seiner **unbekapselten** Form zur Normalflora der oberen Luftwege. Virulente Stämme stellen die häufigsten Erreger eitriger Entzündungen wie Pneumonien, Bronchitiden, Otitiden, Epiglottitiden und Meningitiden kleiner Kinder dar. Ihre Übertragung erfolgt durch Tröpfcheninfektion. Das Bakterium kann mikroskopisch nachgewiesen werden; zur Anzucht sind mit Kochblut (Name!) versetzte Agarplatten notwendig. Therapeutisch wird Ampicillin eingesetzt, passive (humane Antikörper) oder aktive Impfungen (gereinigte Kapselbestandteile) werden bei exponierten Kleinkindern empfohlen. Der weiche Schanker, **Ulcus molle**, wird von Haemophilus ducreyi verursacht.

3.31   Antwort: C

Streptokokken der serologischen Gruppe A (Streptococcus pyogenes) sind grampositive, kettenförmig wachsende Eitererreger. Neben Streptokinase (aktiviert die Fibrinolyse), Hyaluronidase (erhöht die Gewebepermeabilität) und Nuklease produzieren sie das für die β-Hämolyse (vollständige Zerstörung der Erythrozyten) verantwortliche Streptolysin O. Von temperenten Phagen befallene Streptokokken sind in der Lage, das **Scharlachexanthem** auslösende erythrogene Exotoxin zu bilden. Je nach Eintrittsstelle des Erregers können die Keime eine Vielzahl von verschiedenen Erkrankungen wie **Phlegmone, Erysipel, Angina tonsillaris, Otitis media, Sinusitis, Pharyngitis und Pneumonie** hervorrufen, systemische Infektionen wie eine Sepsis sind selten, **Endokarditiden** werden durch orale Streptokokken (S. viridans) und Enterokokken (E. faecalis) ausgelöst. Impetigo contagiosa, die Pustelflechte, ist eine Infektion der Epidermis, die auch von Staphylokokken verursacht werden kann. Scharlach äußert sich neben Fieber und Tonsillitis durch ein kleinfleckiges Exanthem bei **perioraler Blässe**, „Himbeerzunge" und geschwollenen Lymphknoten. Die Erkrankung hinterläßt eine **Immunität gegen die Toxine**, nicht jedoch gegen die Vielzahl der unterschiedlichen Erregertypen. Der Nachweis erfolgt durch Mikroskopie oder serologische Bestimmung der bakteriellen Antigenstrukturen.
Akute Glomerulonephritis und akutes rheumatisches Fieber sind Folgeerkrankungen von Streptokokkeninfektionen, die dadurch entstehen, daß sich gegen die Bakterienkapseln gebildete Antikörper auf als Kreuzantigene wirkende, körpereigene Strukturen richten.

3.32   Antwort: D

W! **Blutkulturen** sollten wiederholt in der Phase des Fieberanstiegs sowie vor Beginn einer antibiotischen Therapie durch Überimpfung von Blut auf aerobe und anaerobe Nährböden durchgeführt werden. Die am häufigsten in der Blutkultur nachweisbaren Keime sind Staphylokokken, Streptokokken, Escherichia coli, Klebsiellen und Pseudomonas aeruginosa. Während zur Sicherung der Diagnose einer Endocarditis, von Typhus abdominalis, einer Lobärpneumonie oder eines Waterhouse-Friderichsen-Syndroms (eine fulminante Neisseria-meningitidis-Sepsis) Blutkulturen sinnvoll sind, erfolgt der Nachweis des **Tetanus-Toxins** im Tierversuch mit der Maus.

3.33   Antwort: B

W! Die vier aufgeführten Erreger können ab dem zweiten Trimenon Schädigungen des Fetus hervorrufen:
- **Zytomegalievirus**: Im zweiten und dritten Trimenon der Schwangerschaft schwere Mißbildungen mit Hepatosplenomegalie und Mikrozephalie.
- **Treponema pallidum**: Lues connata weist eine hohe intrauterine Letalität auf.
- **Listeria monocytogenes**: Die konnatale Listeriose äußert sich bei Feten und Neugeborenen durch multiple Granulome und Abszesse.
- **Toxoplasma gondii**: Für die konnatale Toxoplasmose ist die Trias Hydrozephalus, intrazerebrale Verkalkungen und Chorioretinitis typisch.

Neisserien werden nicht diaplazentar übertragen, sie können jedoch während der Geburt das Kind infizieren und eine zur Erblindung führende Konjunktivitis auslösen, die durch Anwendung der Credéschen Prophylaxe unterdrückt werden kann.

Exotoxine sind von Bakterien freigesetzte, toxisch wirkende Syntheseprodukte, die, falls eine bestimmte Organmanifestation vorliegt, weiter in Entero-, Neuro- und andere Toxine aufgeteilt werden können. Zu den **lokal** wirkenden **Enterotoxinbildnern** gehören Vibrio cholerae (Epithelschädigung führt zu massivem Wasserverlust), enterotoxische Escherichia coli-Stämme, von Phagen befallene Staphylococcus aureus-Bakterien (Staphylokokken sind die häufigsten Verursacher von Lebensmittelvergiftungen, TSST-1 ist ein Enterotoxin, das hohes Fieber, ein Exanthem mit Hautschuppung und Schocksymptomatik auslöst) und Shigella dysenteriae sowie Clostridium perfringens. **Neurotoxine** wirken durch Zellzerstörung (Corynebacterium diphtheriae) oder durch Störung der synaptischen Erregungsübertragung (Clostridium botulinum: Lähmungserscheinungen, Clostridium tetani: Krämpfe). Von Prophagen befallene Streptokokken der Gruppe A schütten **erythrogene Toxine** aus, die für das Exanthem und das Enanthem der Scharlacherkrankung verantwortlich sind.

Das **Waterhouse-Friderichsen-Syndrom** ist eine fulminante Sepsis mit Neisseria meningitidis, die mit einer Letalität von über 80 % behaftet ist und durch ein **Endotoxin** einen septischen Schock mit Nebenniereninsuffizienz auslöst.

Im Gegensatz zu den anderen aufgeführten Erregern, die häufig bei Immunschwäche auftreten, lösen Streptokokken der serologischen Gruppe A (Streptococcus pyogenes) je nach Eintrittsstelle des Erregers auch bei intaktem Immunstatus eine Vielzahl von verschiedenen Erkrankungen wie **Phlegmone, Erysipel, Angina tonsillaris, Otitis media, Sinusitis und Pneumonie** aus.

Häufige Infektionen bei Immunschwäche		
bakterielle Erreger	atypische Mykobakterien Salmonella typhimurium Mycobacterium tuberculosis Nocardia spec.	Pneumonien Enteritis extrapulmonale Tuberkulose Sepsis
virale Erreger	Zytomegalie-Virus Herpes-simplex-Virus Varizella-zoster-Virus Epstein-Barr-Virus	generalis. Inf., Enzephalomyelitis lokale Inf., Enzephalomyelitis Herpes zoster, Enzephalomyelitis generalis. Inf., Enzephalomyelitis
Pilze	Candida albicans Cryptococcus neoformans Aspergillus spec.	Soor Meningoenzephalitis, Pneumonie Lungenaspergillose
Protozoen	Pneumocystis carinii Cryptosporidium spec. Toxoplasma gondii	Pneumonie Enteritis Enzephalitis, Pneumonie

3.37   Gemeinsamer Kommentar   **Antwort: E**

Im Gegensatz zur passiven Impfung, bei der **Antikörper** gegen den Erreger appliziert werden und die einen schnell einsetzenden, jedoch nur kurz wirksamen Schutz verspricht, erfolgt die **aktive Impfung** mit lebenden Erregern oder Erregerbestandteilen. Passive Impfungen sind in Deutschland für Masern, Mumps, Röteln, Tetanus, Hepatitis A und B, Varizellen, Keuchhusten, FSME und Tollwut, nicht jedoch für Influenza und Pneumokokken verfügbar. **Lebendimpfstoffe** mit apathogenen (attenuierten) Stämmen führen durch körpereigene Antikörperbildung in der Regel zu einem lang anhaltenden Impfschutz. Neben den Masern-, Mumps-, Röteln-, und Gelbfieberimpfungen beruht auch die Polioimpfung nach Sabin oder die BCG-Impfung gegen **Tuberkulose** auf der Applikation lebender, apathogener Mutanten. **Totimpfstoffe**, etwa wie bei Hepatitis A, B, Keuchhusten, Haemophilus, Streptococcus pneumoniae, Tollwut und Influenza, bestehen aus Erregerpartikeln oder aus mittels Bestrahlung bzw. Formaldehydbehandlung abgetöteten Erregern (Poliototimpfstoff = Salk). Bei der Diphtherie erfolgt die Impfung mit Toxoid, ein durch Formaldehyd inaktiviertes Toxin, zur Prophylaxe der Tuberkulose gibt es nur den BCG-Impfstoff.

3.38   **Antwort: B**

Streptococcus pneumoniae und auch **Haemophilus influenzae** stellen bei **ambulant** erworbenen Pneumonien die weitaus am häufigsten anzutreffenden Erreger dar. Bei Kindern und älteren Patienten kann darüber hinaus oft **Mycoplasma pneumoniae**, seltener Chlamydia pneumoniae als Erreger einer atypischen interstitiellen Pneumonie nachgewiesen werden. **Nosokomiale**, d.h. im Krankenhaus erworbene Pneumonien werden hauptsächlich von **gramnegativen Keimen** wie Pseudomonas aeruginosa, **Klebsiella pneumoniae, Escherichia coli** und anderen Enterobakterien verursacht.

Staphylococcus epidermidis ist ein Opportunist, der häufig in Zusammenhang mit der Implantation von Fremdkörpern auftritt.

3.39 {Antwort: C}

Die Antibiotikatherapie von **Peritonitiden** nach Perforationen von Hohlorganen muß sowohl die anaerobe als auch die aerobe Normalflora des Magen-Darm-Traktes umfassen, zu der insbesondere Bacteroides spec., Klostridien, Lactobacillus-Arten, Streptococcus spec. (u. a. Enterococcus faecalis) und Escherichia coli gezählt werden. Die antibiotische Therapie wird am sinnvollsten als **Kombinationstherapie** mit Metronidazol und Cephalosporinen der 2. oder 3. Generation durchgeführt.

Entamoeba coli ist eine apathogene Amöbe und spielt in der Pathogenese der Peritonitis keine Rolle.

Bakterielle Normalflora des Menschen	
Haut	Staphylococcus epidermidis, diphtheroide Stäbchen (Korynebakterien)
Mundhöhle + Respirationstrakt Darmtrakt	vergrünende Streptokokken (S. viridans), Anaerobier (Aktinomyzeten, Bacteroides), Diplokokken Anaerobier (Bacteroides, Klostridien, Lactobacillus), Enterobacteriaceae (E. coli, Klebsiella pneumoniae)
Urogenitaltrakt	bis zur Urethra keimfrei! Im distalen Abschnitt Staphylococcus epidermidis, Bacteroides; Vagina: nach der Pubertät Döderlein'sche Stäbchen (Lactobacillus)

3.40 {Antwort: A}

W! **Neisserien, Bacteroides-Arten, Bordetella pertussis und Shigellen** sind sehr empfindliche Keime, die ein spezielles Transportmedium benötigen. Dementgegen können die anderen aufgeführten Keime in den üblichen Transportmedien verschickt werden.

4. Geschichte der Medizin

(Fragen 4.1 – 4.4)

4.1   Antwort: C

Vor vielen Jahrhunderten war bereits in China und Indien bekannt, daß die Einimpfung von echten Pockenviren nach einer leichten Erkrankung einen lebenslangen Schutz gegen die gefürchtete Erkrankung bot. Die zu Beginn des 18. Jahrhunderts in der Türkei verbreitete, sogenannte **Variolation**, konnte sich in England nicht durchsetzen, wurden doch auch fulminante Verläufe mit tödlichem Ausgang beobachtet.
Der englische Landarzt **Edward Jenner** (1749–1823) beobachtete, daß Melkerinnen, die sich während der Arbeit mit Kuhpocken angesteckt hatten, nicht an den ungleich gefährlicheren Menschenpocken erkrankten. 1796 impfte Jenner einen achtjährigen Jungen mit Kuhpocken und infizierte ihn wenig später mit Menschenpocken. Die Krankheit brach nicht aus, und Jenner konnte das geglückte Experiment 1798 in seiner Schrift „An Inquiry into the Causes and Effects of Variolae Vaccinae" veröffentlichen. Nach anfänglichem Widerstand setzte sich die Methode durch und die Pocken wurden 1980 nach einer weltweiten Impfkampagne durch die Weltgesundheitsorganisation WHO für ausgerottet erklärt.
Schutzimpfungen gegen die anderen aufgeführten Erkrankungen wurden erst im 20. Jahrhundert eingeführt, die Krätze (Scabies) wird mit Hexachlorcyclohexan und Antiseptika behandelt.

4.2   Antwort: E

Vertreter der **Miasmatheorie** propagierten die Auffassung, daß viele Krankheiten auf schlechte Ausdünstungen der Böden, des Wassers oder der Atmosphäre zurückzuführen seien. Die Medizin der Araber und des Mittelalters maß der Konstellation der Planteten große Bedeutung bei, so wurde auch das Auftreten der bis zu Beginn des 16. Jahrhunderts unbekannten Syphilis den Sternen zugeschrieben. Die These Fracastoros (1484–1553), daß eine Ansteckung über Keime erfolgen könne, die durch direkten Kontakt oder durch die Luft verbreitet werden, geriet lange Zeit in Vergessenheit.

4.3   Antwort: D

Überbevölkerung und unsägliche hygienische Bedingungen bildeten in den Städten des 19. Jahrhunderts den idealen Nährboden für die Ausbreitung der Cholera-, Diphtherie- und Tuberkuloseerreger. Als Vertreter der englischen **Hygienebewegung** veröffentlichte der englische Rechtsanwalt **Edwin Chadwick** (1800–1890) 1842 einen Parlamentsbericht über die „Sanitary Condition of the Labouring Population of Great Britain", der zur Gründung einer zentralen Gesundheitsbehörde, des „General Board of Health" und zu Maßnahmen führte, um die hygienischen Verhältnisse in den Städten zu verbessern.
Der Hygienebewegung fehlte jedoch der theoretische Hintergrund über die Krankheitsauslöser, sie war mehr eine soziale Bewegung. Verdienst der **Bakteriologie** war es, daß Erregernachweise geführt und die Erkrankungen gezielt behandelt werden konnten.

Nach der Justitianischen Pest in der Mitte des 6. Jahrhunderts begann 1347 in den großen Hafenstädten der europäischen Mittelmeerländer eine zweite große Pestwelle, die fünf Jahre andauern und 25 Millionen Menschen das Leben kosten sollte.

Die Schrecken der Krankheit – unter der durch Hunger und andere Erkrankungen geschwächten Bevölkerung betrug die Letalität über 30 % – führten zur Fanatisierung der Menschen und zur Verfolgung von Juden, denen Brunnenvergiftung vorgeworfen wurde.

Ein im Zusammenhang mit dem Auftreten des „schwarzen Todes" wichtiger Aspekt stellt die vorsichtige Abwendung der Medizin des späten Mittelalters von den **Dogmen Galens** (Galen mußte 166 n. Chr. vor der Pest aus Rom flüchten) dar. Die Erkenntnis vom Übertragungsweg der Pest führte erstmals in südfranzösischen Küstenstädten zur Einführung der **Quarantäne** (von „quaranta" = 40, die Isolation dauerte früher 40 Tage, Inkubationszeit der Pest: 5 Tage). Weitere Maßnahmen waren die Desinfektion infizierter Gegenstände und Räume sowie die Bekämpfung der Rattenplage, die Verehrung des Pestheiligen St. Rochus und die Geißelzüge dürften sich weniger segensreich auf die Verbreitung der Seuche ausgewirkt haben.

Erst das Auftreten der „Franzosenkrankheit" (Syphilis) und des „englischen Schweißes" (Typhus) brachte im 16. Jahrhundert ein neues Krankheitskonzept hervor, das erst Jahrhunderte später wiederentdeckt wurde. **Girolamo Fracastoro** (1484–1553) vertrat schon 1546 in seinem Werk „De contagionibus et contagiis morbis ..." die Auffassung, daß gewisse Erkrankungen durch von Mensch zu Mensch übertragene Keime ausgelöst werden können und kann damit als Vater der Seuchenlehre bezeichnet werden. In seinen Schriften empfahl Fracastoro vorbeugende Maßnahmen, die Syphilis sollte zudem mit Quecksilber behandelt werden, eine Therapie, die Tausende von Todesopfern zur Folge hatte.

5. Umgang mit Patienten und klinische Untersuchung

(Fragen 5.1 – 5.35)

5.1   Antwort: A

Zur Auslösung des **Fußklonus** wird der Fuß des Patienten passiv flektiert, indem man mit der einen Hand den Unterschenkel oberhalb des Sprunggelenkes festhält und mit der anderen Hand den Fuß des Patienten ruckartig fußrückenwärts flektiert und dort festhält **(A)**. Die ruckartige Dehnung des Triceps surae löst eine Reihe von Achillessehnenreflexen aus, die solange anhalten, wie der Fuß in dieser Stellung belassen wird. Bei zu starker Gegenkraft des Untersuchers kann der Klonus jedoch gehemmt werden. Ein unerschöpflicher Klonus spricht für eine Pyramidenbahnläsion. Ein erschöpflicher Klonus ist nur dann pathologisch, wenn er einseitig auftritt.

Bei Pyramidenbahnläsionen kommt es zum Wiederauftreten phylogenetisch früher Reflexmuster (= pathologische spinale Reflexe). Dazu zählen in erster Linie die Reflexe der Babinski-Gruppe (Babinski-, Oppenheim- und Gordon-Phänomen). Typisch für die genannten Reflexe ist eine Extension der Großzehe und fächerförmiges Spreizen der übrigen Zehen, was beim Babinski durch Bestreichen des lateralen Fußsohlenrandes, beim **Oppenheim** durch kräftiges Herabstreichen an der **Tibiavorderkante** mit Daumen und Zeigefinger **(C)** und beim Gordon durch Pressen der Wadenmuskulatur ausgelöst werden kann.

5.2   Antwort: C

Der Muskeltonus kann durch Schädigung zerebraler oder zerebellärer Bahnen entweder erhöht (= hyperton) oder reduziert (= hypoton) sein. Der Hypertonus wird dabei in Spastik und Rigor unterteilt.
Ein **spastischer Muskeltonus** entwickelt sich bei Ausfall des 1. motorischen Neurons, während der Ausfall des 2. motorischen Neurons zu einer schlaffen Lähmung mit Muskelatrophie führt. Typisch für die spastische Muskeltonuserhöhung, die sich am besten durch passive rasche Bewegung der betroffenen Extremitäten feststellen läßt, ist das **Taschenmesserphänomen (C)**. Dabei nimmt der Widerstand bei maximaler Dehnung des Muskels zunächst zu und bei weiterer Dehnung dann ab. Die Ursache sind die bei einer Spastik auf Dehnung empfindlicher reagierenden Muskelspindeln.
Da die Spastik an den Armen meist die **Beuger** und an den Beinen vorwiegend die **Strecker** betrifft **(B)**, zeigt sich, z.B. bei der Wernicke-Mann-Lähmung (= zentrale spastische Hemiparese) ein typisches Gangbild mit gebeugtem Armen und zirkumduziertem überstrecktem Bein. Auch bei Schädigung der die Capsula interna durchziehenden Pyramidenbahnen, kommt es anfangs zu einer schlaffen Lähmung aus der sich später eine Spastik entwickeln kann.
Das **Zahnradphänomen (D)** mit Rigor ist ein typisches Symptom bei Erkrankungen der Stammganglien (z.B. **M. Parkinson**). Versucht man die betroffenen Extremitäten passiv zu bewegen, so fällt ein anhaltend **zäher** Dehnungswiderstand während der gesamten Bewegung auf. Er ist bei Beugung und Streckung eines Gelenkes gleich stark ausgeprägt, kann aber auch ruckartig (= zahnradartig) zu- oder abnehmen.

Dys- oder Adiadochokinese (= Störung bei der Ausführung koordinierter antagonistischer Willkürbewegungen [A]), Asynergie (= Koordinationsstörung im regelrechten Zusammenspiel der Muskeln) und Rebound-Phänomen (= überschießendes Zurückschnellen einer gegen Widerstand gehaltenen Extremität nach Wegfall des Widerstandes) zählen zu den typischen Kleinhirnsymptomen im Rahmen einer zerebellaren Ataxie. Auch mittels **Einbeinhüpfen (C)** kann die Koordination und damit die Kleinhirnfunktion getestet werden.

Der **Unterberger-Tretversuch (B)** eignet sich zum Nachweis eines Funktionsausfalls des N. vestibularis oder des Labyrinthus vestibularis. Dazu wird der Patient aufgefordert, mit geschlossenen Augen (und vorgestreckten Armen) ca. 1 Minute lang auf der Stelle zu treten. Bei gestörter N. vestibularis-Funktion dreht sich der Proband langsam um die Körperachse (pathologisch falls > 45°) in Richtung der Störung (= Richtung der langsamen Nystagmuskomponente).

Eine **Kopfschiefhaltung (D)** tritt typischerweise als extrapyramidalmotorisches Syndrom beim Torticollis spasmodicus auf (Torsionsdystonie).

Ein **Watschelgang (E)**, meist in Kombination mit einem Seitneigen des Oberkörpers zur Verlagerung des Schwerpunktes (= Duchenne-Zeichen), entsteht durch kontralaterales Absinken des Beckens beim Einbeinstand zur gesunden Gegenseite hin (= **Trendelenburg-Hinken**). Dieses Gangbild findet man typischerweise im Zusammenhang mit einer Lähmung der Mm. glutaei medius und minimus (z.B. bei Läsionen des N. glutaeus superior nach unsachgemäßer intraglutealer Injektion; ☞ 5.14).

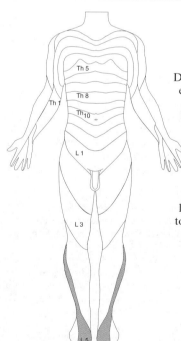

Die segmentale sensible Innervation auf Höhe des **Nabels** entspricht dem Dermatom **Th_{10} (B)**. Dabei gilt es zu beachten, daß die Tast- und Temperaturfasern jeweils zur Hälfte das benachbarte Hautsegment mitversorgen. Von dieser Überlappung sind jedoch die Schmerzfasern nicht betroffen, weswegen die Diagnostik zur Höhenlokalisation bei Rückenmarksläsionen durch Prüfung des Schmerzsinns erfolgen muß.

Eine weitere wichtige Höhenlokalisation, die man sich merken sollte, ist Th_5 auf Höhe der Mamillen. Die Lokalisationen der anderen in der Frage genannten Dermatome sind in nebenstehender Abb. dargestellt.

Als **Condylomata lata** (= Condylomata syphiliticum; Syn. Papula luxurians et madidans) bezeichnet man eine während des Sekundärstadiums der **Syphilis** auftretende treponemenreiche, hochinfektiöse (!), breite papillomatöse Epidermiswucherung mit warzenartiger Struktur. Sie entsteht durch mechanische Reizung (Faltenbildung und Mazeration) meist in der anogenitalen Region.

In diesem Zusammenhang von Bedeutung sind die durch ein Virus der Papilloma-Gruppe hervorgerufene und häufig durch Geschlechtsverkehr übertragene **Condylomata acuminata** (Feigwarze). Diese benignen Epitheliome treten bei intertriginösen Milieubedingungen (Feuchtigkeit, Mazeration, Epitheldefekte) als Abart der vulgären Warze in der After- und Geschlechtsgegend sowie in feuchten Körperfalten auf.

Makroskopisch lassen sich dabei kranzförmig gruppiert stehende, blasse oder rötliche Knötchen mit warzig-fädiger oder mazerierter Oberfläche erkennen, die teils zu hahnenkamm- oder blumenkohlartigen Wucherungen heranwachsen können.

Unter **Purpura** versteht man spontane, kleinfleckige, multiple, exanthematische **Haut-** und **Schleimhautblutungen (C)**. Sie entstehen, z.B. bei hämorrhagischer Diathese, Gerinnungsstörungen oder stauungsbedingt. Im Gegensatz zur Hyperämie beim **Erythem (E)**, bleibt die Purpura auch unter Glasspateldruck sichtbar. Der in diesem Zusammenhang auch gebrauchte Begriff der Petechie beschreibt die Einzeleffloreszenz der Purpura.

Eine Rötung und Mazeration der Haut in Körperfalten wird als **Intertrigo** (lat. Wundreiben) bezeichnet. Es handelt sich dabei um ein hochrotes, nässendes Erythem durch Reibung, Okklusion und Mazeration an sich berührenden Hautarealen, z.B. perianal **(A)**, unter den Mammae oder zwischen den Zehen. Eine sekundäre bakterielle oder mykotische Superinfektion ist häufig.

Erosionen (D) sind definiert als rein oberflächliche, nur das Epithel betreffende (nicht nur das Stratum corneum), nicht blutende (ohne Schorfbildung) Gewebsdefekte, die narbenlos abheilen.

Aphasien sind zentrale Sprachstörungen, bei denen die Störung in bestimmten Anteilen der fronto-tempero-parietalen Sprachregionen des Gehirns liegt. Typisch für Aphasien sind Redefluß-, Sprachverständnis- und Wortfindungsstörungen und ein veränderter Satzbau. Abhängig von den Symptomen lassen sich folgende Aphasieformen voneinander abgrenzen:

– Motorische Aphasie **(= Broca-Aphasie)**: Verlangsamte Spontansprache mit reduziertem Redefluß und stark verkürzten Sätzen **(Telegrammstil [A])**. Typisch sind die Lautverwechslungen, z.B. „Apfel" anstelle von „Apfel" (= phonematische Paraphasie) sowie ein Unvermögen zur Herstellung richtiger grammatikalischer Beziehungen beim Sprechen (= Agrammatismus). Daneben finden sich noch häufig Störungen des Schreibens (Aphasie der Hand) und Lautlesens. Die Läsionsregion (Area 44 = Gyrus frontalis inferior = Fuß der 3. Stirnwindung) befindet sich im Versorgungsgebiet der A. praeolandica.

– **Sensorische Aphasie** (= Wernicke-Aphasie): Gestörtes Satzverständnis bei vermehrtem Redefluß **(Logorrhoe [C])** mit oder ohne Worttaubheit **(Agnosie [D])**. Typisch sind die Wortverwechslungen (semantische Paraphasien), z.B. „Birne" statt „Apfel", phonematische Paraphasien, Neologismen (= Wortneuschöpfungen) und Paragrammatismus (= fehlerhafter Satzbau mit Satzabbrüchen, z.B. „...ich nach Hause nein, ja ich jetzt nein, so ...ich nach Hause jetzt gehen"). Der Schädigungsort (Gyrus temporalis superior) liegt im Versorgungsgebiet der A. temporalis posterior.

– **Amnestische Aphasie**: Wortfindungsstörungen bei ansonsten erhaltenem Begriffs- und Sprachverständnis. Als Ersatzstrategie werden vergessene Wörter deswegen umschrieben oder vereinfacht (z. B. „... gib mir bitte mal das „Ding" herüber ...").

– **Globale Aphasie**: Stark gestörtes Sprachverständnis mit häufigen Neologismen, Stereotypien, Automatismen, inhaltsleeren Redefloskeln und Perseverationen (= durch krankhaftes Festhalten an einer Vorstellung bedingtes, andauerndes Wiederholen eines Begriffs oder Sinns).

– **Leitungsaphasie** (Unterbrechung des Fasciculus arcuatus zwischen Broca- und Wernicke-Region): Flüssige Sprache mit phonematischen Paraphasien und Störung des Nachsprechens.

Eine **Aphonie (B)** (= Stimmlosigkeit) entsteht, z. B. als Lähmungsfolge bei Tumoren oder Krampfzuständen der Sprechorgane sowie plötzlich und ohne organische Ursache als rein **funktionelle** Störung bei heftiger Emotion.

Ursache einer **Bulbärparalyse (E)** ist ein, z. b. blutungs- oder entzündungsbedingter Ausfall motorischer Hirnnervenkerne im Bereich der Medulla oblongata. Typisch dabei ist eine verlangsamte, verwaschene, kloßig-nasale Sprache (= Bulbärsprache).

5.8 Antwort: B

Ein **Exophthalmus** tritt als **endokrine Ophthalmo-/Orbitopathie** typischerweise im Rahmen eines M. Basedow durch Reaktion der Autoantikörper mit retroorbitalen Strukturen, z. B. den Augenmuskeln auf. Man erkennt ihn ohne technische Hilfsmittel am besten durch Blick von kranial über die Stirn des Patienten nach kaudal **(B)** unter gleichzeitigem Anheben der Oberlider zum Seitenvergleich der Hornhautscheitel.

Die technische Bestimmung eines Exophthalmus erfolgt mit Hilfe des Spiegelexophthalmometers. Dabei wird der Hornhautscheitel des einen Auges eingestellt und mit der Bulbuslage des anderen Auges verglichen. Abweichungen von mehr als 2 mm sind pathologisch.

Das **Schiötz-Tonometer (A)** dient – wie der Name Tonometer schon sagt – zur Messung des intraokularen Drucks. Die Impressionstonometrie nach Schiötz, bei der die anästhesierte Hornhaut durch Aufsetzen eines mit verschiedenen Gewichten belastbaren Stempels eingedellt wird, ist stark abhängig von der Rigidität der Augenhüllen. Diese Methode wird heutzutage daher nur noch selten angewandt und ist zugunsten der von der Rigidität unabhängigen Applanationstonometrie nach Goldmann verlassen worden.

Bei der **Aniseikonie (D)** entstehen durch Refraktionsunterschiede (Längendifferenzen der Bulbi) ungleich große Netzhautbilder. Bildgrößenunterschiede bis ca. 5 % können dabei durch Fusion ausgeglichen werden.

Eine **Heterophorie** tritt als latentes Schielen (= Strabismus latens) infolge einer Störung des Gleichgewichts der äußeren Augenmuskeln beider Augen auf und führt bei schwach ausgeprägtem Fusionszwang zu einer vorübergehenden Abweichung der parallelen Blickrichtung. Die Beobachtung von Abweichbewegungen von der Parallelen nach Ab- und Aufdecken eines Auges (vorübergehende Ausschaltung der Fusion **[E]**) erlaubt, je nach Abweichrichtung, eine Einteilung in eine Esophorie (= Abweichung der Sehachsen nach Konvergenz), Exophorie (= Abweichung nach Divergenz), Hyperphorie (= Abweichung der Sehachsen nach oben) und Hypophorie (= Abweichung nach unten).

Die **Naheinstellungsmiosis** (= Konvergenzreaktion) dient physiologisch der **Verbesserung der Tiefenschärfe beim Sehen in der Nähe**. Ähnlich der Irisblende beim Photoapparat, die die Tiefenschärfe bei Nahaufnahmen verbessert.
Sie wird klinisch durch Blickwechsel von Ferne auf Nähe geprüft indem der Patient aufgefordert wird, einem Gegenstand, z.B. dem Finger des Untersuchers, zu folgen, der dann langsam zur Nasenspitze des Patienten geführt wird. Im Normalfall verengen sich dabei die Pupillen.

Landolt-Ringe   Pflüger-Haken (E-Haken)

$\mathbf{C}$ V = 0,1 (D = 50 m)

$\mathbf{C}$ V = 0,2 (D = 25 m)

$\mathbf{U}$ V = 0,3 (D = 16,6 m)

$\mathbf{O}$ V = 0,4 (D = 12,5 m)

$\mathbf{C}$ V = 0,5 (D = 10 m)

$\mathbf{o}$ V = 0,6 (D = 8,3 m)

$\mathbf{o}$ V = 0,8 (D = 6,25 m)

$\mathbf{o}$ V = 1,0 (D = 5 m)

Die Prüfung der Sehschärfe mit den herkömmlichen Methoden der Erkennung von Buchstaben oder Zahlen (= Optotypen) ist bei Kindern und Analphabeten oft nicht möglich, so daß hierfür die nach einem schweizer Augenarzt benannten **Landolt-Ringe (A)** oder Pflügler-Haken (☞ Abb.) benutzt werden.
Die Landolt-Ringe besitzen die Form eines C mit quadratischer Lücke und einem Außendurchmesser, der 3mal so groß ist wie die Lücke im Ring und sind mit einer Kennzahl versehen, die der Prüfungsentfernung entspricht (meist 5 m). Der zu Untersuchende soll dabei die Richtung der Lücke in den Landolt-Ringen benennen. Die Sehschärfe (Visus) wird dabei als Quotient von tatsächlicher und Soll-Entfernung (= Entfernung eines Normalsichtigen) angegeben (z.B. 5/10 = Visus von 0,5; d.h. der Patient hat in 5 m ein Prüfzeichen wahrgenommen, das ein Normalsichtiger noch in 10 m zu erkennen vermag). Volle Sehleistung besteht, wenn der Patient die mit der Kennzahl 5 bezeichneten Optotypen aus 5 m Entfernung lesen kann (5/5 = Visus von 1,0). Zur Visusbestimmung bei Vorschulkindern können auch normierte Tafeln mit Schattenrissen bekannter Gegenstände benutzt werden.
Visuell evozierte Potentiale (B), die meist mit Hilfe von Schachbrett- oder Streifenmustern ausgelöst werden und zu charakteristischen EEG-Aktivitäten führen, dienen zur Überprüfung der Intaktheit peripherer sensorischer und subkortikaler Leitungssysteme, d.h. sie erfassen Veränderungen auf Ebene der Sinnesverarbeitung im Gehirn.
Zur Untersuchung des Gesichtsfeldes dient die **Isopterenbestimmung (C)** (= etwa konzentrisch um die Macula lutea angeordnete Linien gleicher Sehschärfe). Dabei führt man meist mit Hilfe eines Projektionsperimeters definierte Testmarken von außen heran, bis sie erkannt werden.
Mittels **pseudoisochromatischer Tafeln** nach Ishihara **(D)** lassen sich Farbsinnstörungen qualitativ und mit Hilfe des **Anomaloskops (E)** auch quantitativ erfassen.

Folgende Eckdaten der altersüblichen Gewichtsentwicklung beim Säugling und Kind sollte man sich merken:
Der Säugling **verdoppelt** sein Geburtsgewicht bis zum Ende des **5. Lebensmonats** und **verdreifacht** es bis zum Ende des **1. Lebensjahres**. Sein Körpergewicht liegt dann bei etwa **10 kg**. Im Anschluß daran beträgt die Gewichtszunahme bis zum 10. Lebensjahr etwa 2–3 kg/Jahr.

Nachfolgende Tabelle gibt die wichtigsten Kennmuskeln bei Nervenläsionen im Bereich der unteren Extremitäten wieder.

Nervenwurzel	Parese (Kennmuskeln)	Reflexstörung
L_2 L_3	M. adductor longus **(A)**, brevis, magnus M. quadriceps femoris (ggf. M. iliopsoas)	Adduktorenreflex (ADR) Patellarsehnenreflex (PSR)
L_4	M. quadriceps femoris M. tibialis anterior	PSR
L_5	**M. extensor hallucis longus (D)** M. extensor digitorum brevis	Tibialis posterior Reflex (TPR)
S_1	Mm. Peronaei M. triceps surae M. gluteus maximus	Achillessehnenreflex (ASR = Triceps surae Reflex **[C]**
Cauda equina	Blasen-, Mastdarmlähmung, Reithosenanästhesie	ASR

Zum positiven Babinski-Phänomen **(E)** kommt es bei Pyramidenbahnläsionen (☞ 5.1).

Das **Ullrich-Turner-Syndrom** (☞ 1.16) ist eine Gonadendysgenesie mit weiblichem Phänotyp infolge Chromosomenaberration (Karyotyp 45, XO). Klinisch findet man:
- häufig **Kleinwüchsigkeit,**
- zahlreiche Degenerationszeichen und Fehlbildungen an Ohren, Augen, inneren Organen und dem Skelett (**Schildthorax** mit weit auseinanderliegenden Mamillen),
- **Pterygium colli** (schräg von der Mastoid- zur Akromiongegend verlaufende flughautähnliche Haut- oder Schleimhautfalte),
- **Hypoplasie des inneren und äußeren Genitales** mit Strang-Gonaden (die Ovarien erscheinen dabei als strangförmige Gebilde) und primärer Amenorrhoe,
- Minderausbildung bis Fehlen der sekundären Geschlechtsmerkmale,
- vermehrte Follitropinausschüttung (= FSH, follikelstimulierendes Hormon).

W! Das positive **Trendelenburg'sche-Zeichen** beruht typischerweise auf einer Schwäche der abduzierenden **Mm. glutaei medius** und **minimus (B)** (Schädigung des N. glutaeus superior). Als Folge kippt das Becken bei jedem Schritt zur Seite des angehobenen Spielbeins (gesunde Seite) ab und es entsteht das charakteristische watschelnde Gangbild.
Ursache kann, z.B. eine unsachgemäße intramuskuläre Injektion im Bereich der Glutealmuskulatur sein (= Spritzenlähmung) oder aber eine Coxa vara congenita (= angeborene Schenkelhalsanomalie mit einem Centrum-Collum-Diaphysenwinkel < 120°; der im Vergleich zum Hüftkopfzentrum relative Trochanterhochstand führt zur Insuffizienz der hüftabduktorischen Muskulatur) sowie eine angeborene Hüftgelenksluxation durch Insuffizienz der Glutealmuskulatur.
Die **akute Lumboischialgie (A)** ist meist Folge eines lumbalen Bandscheibenvorfalls in Höhe L_4/L_5 und L_5/S_1 und den entsprechenden radikulären Syndromen (☞ 5.12). Zur schlaffen Lähmung des **M. adductor magnus (C)** oder **M. iliopsoas (D)** ☞ 5.12.

Störungen des skelettalen Längenwachstums mit oder ohne Achsenabweichungen sind häufig auf unfallbedingte Verletzungen im Bereich der Epiphysenfugen zurückzuführen. Die **kniegelenksnahen Wachstumsfugen (B)** sind daher von besonderer Bedeutung, da nach der Geburt in diesen Bereichen das Beinlängenwachstum stattfindet. Von den Epiphysen der Kniegelenksregion geht dabei sowohl das Ober- als auch das Unterschenkelwachstum aus, was im Gegensatz zu den sprung- und hüftgelenksnahen Epiphysen **(A, C)**, entscheidend für das Längenwachstum ist. Eine Fehlstellung der Schenkelhalsachse **(D)** ist z. b. Ursache einer Coxa vara congenita (☞ 5.14).

Eine Läsion im metaphysären oder diaphysären Bereich **(E)** kann durch Behinderung des periostalen Breitenwachstums des Knochens zur Querschnittsverminderung mit oder ohne Achsenfehlstellung führen.

Eine **Skoliose** ist eine Wirbelsäulenveränderung in der Frontalebene mit lateraler Verkrümmung. Zur Kompensation der seitlichen Verschiebung krümmt sich die Wirbelsäule in die Gegenrichtung. Die Skoliose unterscheidet sich dadurch von der schiefen Haltung, bei der die kompensatorische Gegenkrümmung ausbleibt.

Der beim Vorbeugetest sichtbare **Rippenbuckel (B)** zeigt sich dabei auf der konvexen Seite des skoliotisch veränderten Wirbelsäulenabschnitts, da die Rippen anatomisch mit der Wirbelsäule verbunden sind und eine Wirbelrotation eine Rückdrehung der Rippenursprünge mit Vorwölbung des Brustkorbes zur Konvexität hin bewirkt. Die Dornfortsätze der Wirbelkörper zeigen dagegen auf die konkave Seite der Skoliose. Weitere Folgen einer thorakalen Torsionsskoliose mit Gegenkrümmung sind:

– asymmetrischer Stand der Schultern **(A)**
– Asymmetrie der Taillendreiecke (verzogene Michaelis-Raute **[D]**)
– gebogener Verlauf der Dornfortsätze
– Lendenwulst

Ein Beckenschiefstand **(C, E)** tritt typischerweise bei Beinlängendifferenzen, z. B. Epiphysenläsionen, angeborene Hüftluxation oder Hüftgelenkserkrankungen auf.

Bei einer normalen Lunge findet sich typischerweise ein sonorer Klopfschall mit vesikulärem Atemgeräusch.
Nachfolgende Tabelle zeigt häufige Lungenerkrankungen und deren typische Befunde bei der körperlichen Untersuchung.

Erkrankung	Klopfschall	Atemgeräusch	Stimmfremitus
Atelektase (A)	gedämpft	abgeschwächtes vesikuläres Atmen, das auch ganz fehlen kann	abgeschwächt oder nicht nachweisbar
Lungenemphysem (B)	hypersonor	abgeschwächtes vesikuläres Atmen mit verlängertem Exspirium	abgeschwächt
Lobärpneumonie (C)	gedämpft	Bronchialatmen (als Nebengeräusch tritt meist ein feinblasiges Knisterrasseln = Crepitatio indux auf)	verstärkt
Pleuraschwarte (D)	gedämpft	häufig Bronchialatmen	abgeschwächt
Pleuraerguß	gedämpft	abgeschwächtes vesikuläres Atmen	abgeschwächt oder nicht nachweisbar
Pneumothorax	hypersonor	abgeschwächt oder fehlend	abgeschwächt oder nicht nachweisbar

Bei der **Pleuritis sicca (E)** handelt es sich um eine auf dem Boden eines toxischen Kapillarschadens entstandene trockene (ohne Pleuraerguß), fibrinöse Pleuritis. Als Folge kommt es zu einem ruckartigen Aneinanderreiben der Pleurablätter, was sich auskultatorisch als **„Lederreiben"** bemerkbar macht und mit Schmerzen bei der Atmung verbunden ist.

Morgendlicher produktiver Husten mit „maulvoller Expektoration" und süßlich-fade riechendem **dreischichtigem Sputum** (Schaum, Schleim, Eiter) sind charakteristische Befunde bei **Bronchiektasen**. Es handelt sich dabei um abnorme, meist irreversible (sackförmige oder zylindrische) Erweiterungen von Bronchialästen mit bronchialer Obstruktion. Sie können entweder angeboren (z.B. im Rahmen der Ziliendyskinesie bei der Mukoviszidose) oder erworben (z.B. bei chronisch obstruktiver Bronchitis, Bronchialstenosen) sein.

Der **M. Parkinson** wird durch eine Degeneration dopaminerger nigro-striataler Neurone ausgelöst. Der verminderte Dopamingehalt in den Stammganglien (Corpus striatum und Nucleus niger) bedingt dabei einen Wegfall der Hemmung nigro-striataler Efferenzen zum Thalamus und damit ein vermehrtes Auftreten cholinerger Impulse. Dies verursacht das hyperton-hypokinetische Syndrom mit den Kardinalsymptomen: Rigor, Ruhetremor (4–7 Hz) und Akinese.
Die dabei typische **Beugehaltung (D)** mit Verlagerung des Schwerpunktes nach vorne (Propulsionstendenz) läßt den Patienten in **kleinen Schritten** seinem Schwerpunkt hinterher laufen (Festination). Eine fixierte Fehlhaltung, mit der Angst zu fallen, ist bei Parkinson-Patienten häufig Auslöser der Immobilität und führt affektiv verstärkt zur Akinese.
Ein Gangbild mit gebeugten Armen und **zirkumduziertem überstrecktem Bein (A)** tritt typischerweise im Rahmen einer Wernicke-Mann-Lähmung (= zentrale spastische Hemiparese) auf.

Ein **breitbeiniges, watschelndes Gangbild (B)** (= Trendelenburg-Hinken ☞ 5.14) meist in Kombination mit einem Seitneigen des Oberkörpers und ausladenden Armbewegungen zur Verlagerung des Schwerpunktes (= Duchenne-Zeichen) findet man typischerweise im Zusammenhang mit einer Lähmung der Mm. glutaei medius und minimus.

Ein Hahnentritt- oder **Steppergang (C)** mit Supinationsstellung des Fußes und Fußheberschwäche entsteht nach Ausfall des N. peroneus communis. Der N. peroneus communis teilt sich in der Peroneusloge in den N. peroneus superficialis, der beide Mm. peronei innerviert und in den N. peroneus profundus, der hauptsächlich Äste an die Unterschenkelextensoren (M. tibialis ant., M. extensor digitorum long., M. extensor hallucis long.) abgibt.

Ein extrem breitbeiniger Gang mit unter Augenschluß sich verstärkender **pathologischer Gangunsicherheit (E)** und gestörtem Seiltänzergang, ist typisch für die spinale Ataxie (Hinterstrangataxie).

Merke:
Während sich die spinale Ataxie unter Augenschluß verstärkt, kommt es bei der zerebellaren Ataxie – unabhängig von der optischen Kontrolle – zur vollständigen Stand- (= Astasie) und Gangataxie (= Abasie).

5.20 Antwort: A

Das unter dem beschriebenen Untersuchungsablauf auftretende pathologische Phänomen wird als **Brudzinskisches-Zeichen (A)** bezeichnet. Es dient, wie auch die im folgenden genannten Teste, als Dehnungszeichen zur Prüfung von radikulären Läsionen und einem Meningismus.
- **Lasègue-Zeichen (B):** Durch Anheben des gestreckten Beines wird beim liegenden Patienten ein Zug auf den N. ischiadicus ausgeübt. Treten dabei Schmerzen in Gesäß und Oberschenkel auf, so ist das Lasèguesche Zeichen positiv und kann mit einer Winkelangabe dokumentiert werden.
- **Kernigsches Zeichen:** Beim liegenden Patienten kommt es bei passiver Beugung des gestreckten Beines im Hüftgelenk zur aktiven Beugung im Kniegelenk.
- **Nacken-Beuge-Zeichen nach Lhermitte:** Starke Kopfneigung nach vorne führt zu Kribbelparästhesien in Rumpf und Extremitäten.

Ein **Taschenmesserphänomen (C)**, das sich durch passive rasche Bewegung der betroffen Extremitäten feststellen läßt, ist charakteristisch für die spastische Muskeltonuserhöhung (☞ 5.2).

Beim **Puppenkopfphänomen (D)** kommt es bei passiver Bewegung des Kopfes zu einem Zurückbleiben der Bulbi mit Blickrichtung entgegen der passiven Kopfbewegung. Dieses Verhalten ist beim Neugeborenen wegen der Unreife der kortikomesenzephalen Blickbewegungsbahnen physiologisch. Pathologisch tritt es im Gefolge von Schädigungen des suprapontinen Blickzentrums, z. B. durch einen Tumor im Vierhügel- und Ponsbereich auf.

Das **Chvostek-Phänomen (E)** bezeichnet ein gleichseitiges Zucken der mimischen Muskulatur bei Beklopfen des Fazialis-Stammes vor dem Ohrläppchen und weist auf eine mechanische Übererregbarkeit des Nervs infolge Hypokalzämie oder vegetativer Labilität hin.

5.21 Antwort: B

Die **retrograde Amnesie (B)** bezeichnet eine zeitlich und inhaltlich begrenzte Erinnerungslücke für Ereignisse **vor** einer Bewußtseinsstörung. Sie kann als Folge einer Hirnschädigung auftreten und betrifft dann die Zeitspanne vor dem Trauma.
Besteht eine Gedächtnislücke für den Zeitraum **nach** einer Bewußtseinsstörung, so spricht man von einer **anterograden Amnesie (A)**.

Die häufig bei Schizophrenie nachweisbare **Denkhemmung (C)** zählt zu den Denkablaufstörungen in Bezug auf Geschwindigkeit, Ablauf oder Logik.

Bei der **Agnosie (D)** besteht eine Störung des Erkennens trotz ausreichender Sinnesleistungen. So werden bei der visuellen Agnosie vorgehaltene Gegenstände erst durch Betasten erkannt. Derartige Störungen treten jedoch nur selten isoliert auf, so daß sie meist mit zusätzlichen Ausfällen (z. B. Aphonie = Stimmlosigkeit durch doppelseitige Vagusparese) verbunden sind.

Als **Akalkulie (E)** bezeichnet man eine Rechenschwäche. Sie tritt in Kombination mit Störungen der Sprache (Aphasie), des Schreibens (Agraphie) und des Lesens (Alexie) beim Gerstmann-Syndrom (= Läsion im Gyrus angularis der dominanten Hemisphäre) oder bei der Broca-Aphasie (Läsion der Area 44 ☞ 5.7) auf.

5.22   Antwort: A

Die **Bauchhautreflexe** (BHR) zählen zu den Fremdreflexen, d. h. Rezeptor (Bauchhaut) und Effektor (Bauchmuskulatur) liegen in verschiedenen Organen. Eine **Abschwächung** oder **Fehlen (A)** der BHR gilt als Pyramidenbahnzeichen.

Sie werden geprüft, in dem man mit einem Holzstäbchen **(B)** oder dem Reflexhammerstiel oberhalb des Nabels (Th_{6-9}), in Nabelhöhe (Th_{9-11}) und am Unterbauch ($Th_{11}-L_1$ **[D]**) von lateral nach medial rasch über die Haut streicht. Als Reflexerfolg gilt eine rasche Bauchmuskelkontraktur im Bereich der Reizung (Mm. rectus, transversus und obliquus abdominis). Normalerweise sind sie in allen 3 Etagen seitengleich vorhanden. Die BHR gelten aber erst dann als sicher negativ, wenn sie auch mittels **Nadelrad (C)** nicht auslösbar sind. BHR können bei Sensibilitätsstörungen am Bauch, Bauchmuskellähmungen (z. B. nach Operationen), älteren Menschen oder adipösen Bauchdecken auch fehlen. Bei wiederholter, rasch aufeinanderfolgender Auslösung nimmt die Reflexantwort (wie bei den meisten Fremdreflexen) sukzessive ab (= **Habituation [E]**).

5.23   Antwort: C

Der **Tibialis-posterior-Reflex (C)** zeigt eine Störung bei Läsionen des **N. tibialis**. Nachfolgende Tabelle erläutert wichtige Muskeleigenreflexe der oberen und unteren Extremitäten mit Zuordnung zu Nerven und Nervenwurzeln.

Reflex	Nerv	Lokalisation
Biceps-brachii (A)	N. musculocutaneus	C_5-C_6
Triceps-brachii (B)	N. radialis	C_6-C_7
Radiusperiostreflex (Brachioradialreflex)	N. radialis	C_5-C_6
Adduktorenreflex	N. obturatorius	L_2-L_4
Quadriceps-femoris (D)	N. femoralis	L_3-L_4
Triceps-surae (E)	N. tibialis	S_1-S_2

5.24 Antwort: E

Der **Brachioradialreflex** (Radiusperiostreflex) wird durch Schlag des Reflexhammers **(B)** im Bereich des distalen Radiusendes (Proc. styloideus) auf den im Ellenbogengelenk leicht gebeugten Unterarm **(A)** ausgelöst. Da es sich um einen Muskeleigenreflex **(C)** handelt (Rezeptor und Effektor liegen im M. brachioradialis) besteht die Reflexantwort in einer **Beugung (E)** im Ellenbogengelenk mit leichter Pronationszuckung (☞ Abb.).

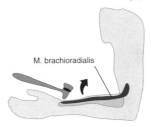

M. brachioradialis

5.25 Antwort: A

Der zu den **Fremdreflexen (C)** zählende **Analreflex** wird den Rückenmarksegmenten S_{3-5} **(A)** (Nn. anococcygei und N. pudendus) zugeordnet (zu L_{2-3} ☞ 5.23).
Er wird ausgelöst durch Bestreichen (oder vorsichtiges Stechen) der perianalen Haut mit einem **Holzstäbchen (E)**. Als Reflexantwort gilt eine Kontraktion des **M. sphincter ani externus (B)**, die entweder beobachtet oder digital durch einen in den Anus eingeführten Finger getastet werden kann. Durch seine Segmenthöhe besitzt er differentialdiagnostische Bedeutung bei Konus-Kauda-Schädigungen. Er ist sowohl beim **gesunden Säugling (D)** als auch beim Erwachsenen auslösbar.

5.26 Antwort: D

Die direkt durch die Erkrankung bedingt klassischen **Primäreffloreszenzen** sind:
– **Papula (A)** (Knötchen)
– **Macula (B)** (Fleck)
– **Bulla (C)** (Blase)
– **Pustula (E)** (Eiterbläschen)
– Nodus (Knoten)
– Tumor (Geschwulst)
– Urtica (Quaddel)
– Vesicula (Bläschen)
Zu den sich im Anschluß an die Primäreffloreszenzen entwickelnden **Sekundäreffloreszenzen** zählen:
– **Crusta (D)**
– Erosio (Erosion)
– Excoriatio (Abschürfung)
– Fissura (Schrunde)
– Rhagade (Einriß)
– Ulcus (Geschwür)
– Squama (Schuppe)
– Cicatrix (Narbe)
– Atrophia

5.27

Die **indirekte Laryngoskopie** erfolgt mittels eines Kehlkopfspiegels, der bis zur Uvula vorgeschoben wird. Sie erlaubt die seitenrichtige Darstellung folgender Strukturen:

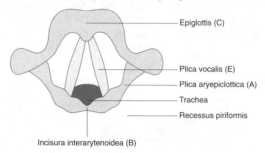

- Epiglottis (C)
- Plica vocalis (E)
- Plica aryepiclottica (A)
- Trachea
- Recessus piriformis
- Incisura interarytenoidea (B)

Der **M. cricothyroideus (D)** hat seinen Ursprung am Ringknorpelbogen und setzt unten an der Schildknorpelplatte an. Er fixiert und kippt den Schildknorpel nach vorne und spannt damit die Plicae vocalis. Bei einer laryngoskopischen Untersuchung ist er **nicht** sichtbar.

5.28

Bei systemischer Therapie mit **Morphium (B)** oder seinen Derivaten kommt es durch Erregung der Oculomotorius-Kerne zur **Miosis**.
Die anderen genannten Wirkstoffe lösen bei lokaler Anwendung am Auge als **Parasympatholytika (Tropicamid [C]**, **Homatropin [A])** eine Mydriasis aus. Das gleiche gilt für eine Lähmung des **M. sphincter pupillae (E)**, den **akuten Glaukomanfall (D)** oder traumatisch bei einer Contusio bulbi.

5.29

Nachfolgende Tabelle gibt, abhängig vom jeweiligen Lebensalter, einen Überblick über die wichtigsten Stadien der Kindesentwicklung.

Zeitpunkt	Motorische Entwicklung	Sprachliche Entwicklung
1. Monat	In Bauchlage kann der Kopf kurzzeitig kontrolliert gehalten und zur Seite gedreht werden, Reaktion auf akustische und optische Reize	Schreien vor der Mahlzeit, kurze Gaumenlaute („ach", „ech")
3. Monat	Sicheres Kopfheben in Bauchlage und Greifen von Gegenständen mit ganzer Hand, Streckung der Extremitäten, Verfolgen von Objekten mit den Augen	Erste spontane Vokale, verschiedene Arten von Schreien (Angst, Schmerz, Hunger)
4./5. Monat	Langt nach Spielzeug	Affektiver Kontakt mit Reaktion auf Ausdrucksbewegungen
6. Monat	Sichere Kopfkontrolle bei Lage- und Haltungswechsel, Greifen nach entfernteren Gegenständen (= Flachzangengriff)	Vokale werden auf Ansprechen gesprochen, Anstrengungslaut bei Bewegungen

Zeitpunkt	Motorische Entwicklung	Sprachliche Entwicklung
8./9. Monat	Sicheres **freies Sitzen** und Fortbe-wegung in Bauchlage, Greifen mit Daumen und Zeigefinger (Pinzetten-griff)	Plappert verschiedene Silbenketten mit „a" (la la la – da da da)
12. Monat	Stehen mit Festhalten oder breit-beiniges freies Stehen, krabbelt sicher, gezieltes Greifen nach Gegenständen	Doppelsilben mit „a" (mama, papa), Sprechen von mindestens 2 sinn-vollen Worten in Kindersprache
15. Monat	Alleiniger Übergang vom Stehen mit Festhalten ins Sitzen, 75 % der Kinder können frei laufen, zeigen auf einfache benannte Figuren	Ausgeprägteres Sprechen ohne Ein-wortsprache
18. Monat	Freies und sicheres Gehen	Einzelne Worte wie Mama, Papa
24. Monat	Freihändiges Aufstehen	Zweiwortsätze, Einwortsprache, Symbolsprache
3. Lebens-jahr	Beidbeiniges Hüpfen	Mehrwortsätze
4. Lebens-jahr	Sicheres Treppensteigen	Zusammenhängendes Erzählen von Erlebnissen in zeitlich und logisch richtiger Reihenfolge
5. Lebens-jahr	Mehrmaliges Hüpfen auf einem Bein	Weitgehend korrekte Grammatik und Aussprache

5.30   Antwort: A

Atemsynchrone Bewegungen der Nasenflügel **(A)** (= **Nasenflügelatmen**) gelten beim Säugling als Dyspnoezeichen und treten meist in Kombination mit Tachypnoe, z. B. bei Erregung, Pneumonie oder dem infant respiratory distress syndrome (= IRDS = Atemnotsyndrom des Neuge-borenen) auf.

Ein Überwiegen der Nasenatmung gegenüber der Mundatmung **(B)** ist ebenso physiologisch, wie eine vorwiegend abdominelle Atmung **(C)**, da die Entwicklung der Atemmuskulatur für die thorakale Atmung noch nicht abgeschlossen ist.

Im Alter von 1–3 Jahren liegt die Atemfrequenz **(D)** bei ca. 24 Zügen/min (Erwachsene 12–16 Züge/min) und die Pulsfrequenz **(E)** bei ca. 110 Schläge/min (Erwachsene 60–75 Schläge/min) und damit in beiden Fällen deutlich höher als beim Erwachsenen. Das Verhältnis von Pulsfre-quenz zu Atemfrequenz beträgt vom 3. Lebensjahr an ca. 4:1.

5.31   Antwort: E

Als Test zur Beurteilung venöser Klappeninsuffizienzen dient der **Trendelenburg-Versuch**. Dazu wird beim liegenden Patienten das Blut aus den Varizen der hochgelagerten Beine ausge-strichen, die V. saphena magna unterhalb der Leistenbeuge komprimiert **(B)** und die Beine gesenkt **(A, C)**. Eine rasche Wiederauffüllung der Venen im Stehen spricht für eine Insuffizienz der **Vv. perforantes (D)**. Kommt es nach Abnahme der Stauung zu einer retrograden Venenfül-lung, so handelt es sich um eine Klappeninsuffizienz der V. saphena magna oder parva (= **Stammvarikosis [E]**).

In diesem Zusammenhang von Bedeutung sind zwei weitere Testverfahren. Mittels des **Per-thes-Tests** wird die Durchgängigkeit der **tiefen Beinvenen** und damit die OP-Fähigkeit geprüft. Ähnlich wie beim Test nach Trendelenburg wird eine Staubinde um den proximalen Anteil des

Oberschenkels angelegt. Danach läßt man den Patienten umhergehen. Normalerweise bewirkt die Muskelpumpe eine Entleerung der Venen. Besteht eine Abflußbehinderung der tiefen Beinvenen, so treten die Varizen deutlich sichtbar hervor. Analog zum Perthes-Test funktioniert der **Mahorner-Ochsner-Test**. Er dient ebenfalls zur Ermittlung insuffizienter Oberschenkel-Perforansvenen, indem beim Umhergehen mit angelegtem Stauschlauch (erst am oberen, dann am mittleren und unteren Oberschenkeldrittel) die oberflächliche Venenfüllung geprüft wird.

5.32 Antwort: B

Die Bewegungs- und Funktionsprüfung des Schultergelenkes umfaßt die Prüfung der Beweglichkeit des Glenerohumoralgelenkes und des Schultergürtels mit Skapula und Klavikula. Dazu wird der Patient aufgefordert beide Hände mit weit nach außen verlagerten Ellenbogen in den Nacken zu legen **(= Nackengriff)**, sowie beide Hände hinter dem Rücken zu verschränken **(= Schürzengriff)**. Sind beide Bewegungen problemlos durchführbar, so liegt keine Bewegungs- oder Funktionseinschränkung vor.

Nach der **Neutral-Null-Methode** beträgt der Bewegungsumfang (ROM = Range of motion): **Anteversion/Retroversion** 150–170/0/40, Adduktion/Abduktion 20–40/0/180, Innenrotation/Außenrotation bei anliegendem Arm 40–60/0/95, Innenrotation/Außenrotation bei seitwärts um 90° angehobenem Oberarm 70/0/70.

5.33 Antwort: A

Die Beweglichkeit der Wirbelsäule entsteht durch das Zusammenspiel aller Wirbelsäulenabschnitte. Mit Ausnahme der Kopfgelenke besteht zwischen zwei benachbarten Wirbeln eine nur geringe Beweglichkeit. Erst die Summe aller kleinen Ausschläge ermöglicht den ganzen Bewegungsumfang.

Eine **knöcherne Fixierung** im Bereich der Lendenwirbelsäule ist daher auch kompensierbar mit dem Resultat eines **normalen Finger-Boden-Abstandes** (FBA) von 0 cm. Der FBA ist jedoch stark abhängig von den konstitutionellen Komponenten, wie Alter, Geschlecht, Trainingszustand, so daß aus einem FBA von > 5 cm **nicht** in jedem Fall auf eine Erkrankung der Wirbelsäule geschlossen werden kann.

Die Beweglichkeit der Wirbelsäulenabschnitte ist direkt abhängig von der Stellung der Wirbelbogengelenke. Die planen Proc. articulares der Halswirbel erlauben gute Rotationsbewegung um die Längsachse. Bei den Brustwirbeln sind die Gelenkflächen frontal gestellt, was eine gute Drehung und Seitneigung ermöglicht. Im Bereich der Lendenwirbelsäule (frontal gestellte vordere und sagittal ausgerichtete hintere Anteile der Proc. articulares) sind sowohl **Rotations-** als auch Bewegungen um eine transversale Achse (Ventral- und Dorsalflexion) möglich.

5.34 Antwort: E

Eine **Zyanose** entsteht durch relative Vermehrung des desoxigenierten Hämoglobins im Kapillarblut (>5 g/100 ml). Als Ursachen kommen in Frage:
– ein verminderter O_2-Austausch zwischen Alveole und Blut im Rahmen einer schweren Lungenerkrankung (= pulmonale Zyanose)
– kongenitale Angiokardiopathien mit zentralem Rechts-links-Shunt (z. B. **Vorhofseptumdefekt, Fallot-Tetralogie**)
– **Herzinsuffizienz** und/oder Kreislaufversagen mit erniedrigtem Herzzeitvolumen
– Methämoglobinämie

Als **Fallot-Tetralogie** wird die Kombination von Pulmonalstenose, hochsitzendem Ventrikelseptumdefekt (VSD), Dextroposition der Aorta (sog. „reitende Aorta", die über der Ausflußbahn des rechten Ventrikels liegt) und Rechtsherzhypertrophie bezeichnet.

Verbunden mit der Pulmonalstenose ist eine Minderperfusion der arteriellen Lungengefäße und ein Rechts-links-Shunt über den Ventrikelseptumdefekt sowie über die nach rechts verlagerte Aorta, was zu einem Übertritt von venösem Blut aus dem rechten Ventrikel in den großen Kreislauf führt. Als Folge entwickelt sich eine **zentrale Zyanose** mit kompensatorischer Polyglobulie und Hämatokritanstieg (bei ausreichender Eisenversorgung). Bedingt durch die chronische Sauerstoffmangelversorgung in der Peripherie treten Gefäßerweiterungen im Bereich der Finger- und Zehenendglieder auf, die zum typischen Bild der Trommelschlegelfinger bzw. -zehen führen. Charakteristisch für die meist noch jungen Patienten mit Fallot-Tetralogie ist deren Hockstellung, wodurch der periphere Widerstand durch Kompression der Aorta und der Femoralarterien erhöht wird und es zu einer Verminderung des Rechts-links-Shunts kommt.

Ein **Vorhofseptumdefekt** (= ASD, meist vom Sekundum-Typ) führt durch die höheren Druckverhältnisse im linken Vorhof primär zu einem Links-Rechts-Shunt mit **Volumenbelastung** des rechten Herzens ohne Ausbildung einer Zyanose. Erst bei einer Shuntumkehr (z. B. durch Erhöhung des Lungengefäßwiderstandes = Eisenmenger-Reaktion oder einer Pulmonalstenose) kann sich durch den (venös-arteriellen) Rechts-Links-Shunt eine zentrale Zyanose entwickeln.

Beim angeborenen ASD handelt es sich primär um einen azyanotischen Herzfehler mit, trotz sehr großen Kreislaufminutenvolumina, lange Zeit normalen Druckverhältnissen in der A. pulmonalis. Die Entwicklung einer pulmonalen Hypertonie (mit ggf. Eisenmenger-Reaktion) ist deutlich seltener als beim VSD (< 10 %) und tritt meist erst sehr spät auf. Damit muß diese Antwortmöglichkeit – im Sinne der Frage „welche Ursachen einer zentralen Zyanose kommen in Betracht" – als richtig gewertet werden.

Merke:
Ein bei 25 % der Menschen nicht vollständig geschlossenes Foramen ovale hat keine hämodynamischen Auswirkungen und darf nicht als Vorhofseptumdefekt bezeichnet werden.

5.35 Antwort: E

Die **endogene Depression** (= zyklothyme Depression) ist eine nicht durch körperliche Erkrankungen begründbare Depressionsform. Im Gegensatz dazu steht die exogene Depression, die, z.B. im Rahmen einer hirnorganischen Erkrankung auftritt. Der psychogenen Depression liegt häufig eine tiefe Erschütterung zugrunde.

Allen Formen gemeinsam ist ein Gefühl der Hoffnungslosigkeit, traurigen Verstimmtheit und inneren Leere mit Willens-, Denk- und **Antriebshemmung** und ggf. **Appetitlosigkeit**. Therapeutisch steht dabei die Verhinderung der häufig drohenden **Selbsttötung** im Vordergrund.

6. Erstversorgung akuter Notfälle

(Fragen 6.1 – 6.16)

6.1 — Antwort: C

Bei genetisch bedingtem **Mangel** oder atypischen Varianten an **Pseudocholinesterase** (= unspezifische Cholinesterase) kommt es zu einem verzögerten Abbau depolarisierender Muskelrelaxanzien (z.b. **Succinyldicholin [C]** = Suxamethonium). Bei diesen Patienten (ca. 1:2500) tritt postoperativ eine deutliche Verlängerung der muskelrelaxierenden Wirkung bis hin zur Apnoe auf.

In einem solchen Fall muß der Patient, bis das Succinylcholin wieder abgebaut ist, manchmal über mehrere Stunden, kontrolliert oder assistiert beatmet werden. Bei bekanntem Pseudocholinesterasemangel sollte daher bei Intubation auf die Gabe von Succinylcholin zugunsten eines nicht-depolarisierenden Muskelrelaxans (z.B. Atracurium = Tracrium®) verzichtet werden.

6.2 — Antwort: C

Bei den Erstmaßnahmen von **Erfrierungen** (= Congelatio) muß man unterscheiden, ob es sich um lokale Erfrierungen oder um eine generalisierte Hypothermie handelt. Bei lokalen Erfrierungen sollten die betroffenen Körperteile rasch lokal wiedererwärmt werden. Dazu geeignet sind bei Erfrierungen der Extremitäten aktive Bewegungsübungen und ansonsten warme Wasserbäder oder Wärmepackungen. Lokale Kälteschäden (Blasen) müssen stets **steril (C)** abgedeckt werden. Besondere **Lagerungsmaßnahmen (D)** oder **medikamentöse Gaben (E)** sind nicht angezeigt.

Bei einer Hypothermie steht an erster Stelle die Sicherung der Vitalfunktionen. Die Bergung muß unbedingt schonend erfolgen, da bei Bewegung der unterkühlten Extremitäten kaltes Blut aus der Körperschale in den Körperkern gelangen kann und die Gefahr eines Kreislaufstillstandes besteht (**Bergungstod**).

Beim in der Frage genannten Stadium II einer allgemeinen Unterkühlung liegt definitionsgemäß die Körpertemperatur bei 30–34 °C und es besteht eine eingeschränkte Bewußtseinslage mit Abnahme der Atemtätigkeit. In einem solchen Fall sind **aktive Bewegungsübungen (A)** oder **mechanische Einreibungen (B)** zur Erhöhung der Körpertemperatur **kontraindiziert** (s.o.) bzw. ineffektiv. Maßnahmen wie, z.B. angewärmte zentral-venöse Infusionen, sind ebenfalls nicht sinnvoll, da große Mengen Infusionslösungen benötigt werden und die Gefahr der Überinfusion droht. Die Anwendung von Wärmepackungen oder Wärmestrahlern bietet zudem die Gefahr eines Blutdruckabfalls infolge Vasodilatation. Vorrangig ist daher ein rascher Kliniktransport mit unter kontrollierten Bedingungen zentraler Erwärmung mittels einer Herz-Lungen-Maschine oder (falls möglich) Hämodialyse.

Bei einer Varizenblutung im Bereich des Unterschenkels genügt es, da es sich um eine venöse Blutung handelt, einen leichten Verband anzulegen und die Extremität **erhöht** zu lagern **(C)**. Therapieformen, wie Hämostyptika (z. B. **blutstillende Salben [A]**) sind unnötig. Das gleiche gilt für die Unterbindung des venösen Rückflusses **(D)**. Maßnahmen, wie das **Abklemmen des Gefäßes (D)**, sind nicht nur bei venösen Blutungen kontraindiziert, da auch bei großen arteriellen Blutungen eine Lokalisierung des Gefäßstumpfes im Wundgebiet meist nicht möglich und die Gefahr von Nervenverletzungen hoch ist. Zudem wird damit eine spätere gefäßchirurgische Rekonstruktion unnötig erschwert. In der Regel läßt sich die Blutung durch Anlegen eines Druckverbandes, ggf. mit Hilfe einer aufgepumpten Druckmanschette, zum Stillstand bringen. Die Druckmanschette muß dann jedoch **über** der Wunde und nicht oberhalb **(E)** der Blutung plaziert werden.

Lidocain (D) als Klasse IB-Antiarrhythmikum ist wegen seines Angriffspunktes am Ventrikelmyokard mit Hemmung der Depolarisation und Beschleunigung der Repolarisation (kurze Na^+-Kanalblockade) das Antiarrhythmikum der Wahl zur Therapie von ventrikulären Rhythmusstörungen und damit auch bei defibrillationsbedingten ventrikulären Extrasystolen (VES). Die anderen genannten Medikamente **(A, C)** würden dagegen das arrhythmogene Potential des defibrillierten Myokards deutlich erhöhen. Da die Lidocainwirkung meist rasch einsetzt, ist eine erneute Defibrillation **(B)** ebenfalls nicht erforderlich. Eine **Schrittmacherimplantation (E)** erfolgt bei bradykarden Rhythmusstörungen zu denen VES nicht zählen.

Bei der **Hyperventilationstetanie** steigt der pH durch vermehrte **Abatmung von CO_2** (= respiratorische Alkalose). Da dadurch die Proteinbindung für Kalzium zunimmt (= Abnahme des freien ionisierten Ca^{2+}-Anteils), steht für die elektromechanische Kopplung nicht mehr genügend freies Kalzium zur Verfügung und es kommt zu den typischen neuromuskulären Symptomen:
– Parästhesien an den Akren,
– Karpopedalspasmen (Pfötchenstellung, Karpfenmund),
– Chvostek-Phänomen, bei dem durch Beklopfen des Fazialis-Stammes vor dem Ohrläppchen ein gleichseitiges Zucken der mimischen Muskulatur auftritt,
– Laryngospasmus.
Da nur der Anteil des freien ionisierten Kalziums abnimmt, bleibt das Gesamtkalzium unverändert (= **normokalzämische Tetanie**), weswegen die Therapie nicht aus einer Kalziumsubstitution besteht, sondern die Beseitigung der respiratorischen Alkalose (z. B. durch Rückatmung aus einer Plastiktüte, Entfernung des CO_2-Absorbers am Kreisteil) zum Ziel hat.

Die geschilderten Untersuchungsbefunde (verminderte Atemexkursion mit hypersonorem Klopfschall und aufgehobenem Atemgeräusch) sind typisch für einen Pneumothorax. Aus der zusätzlichen Information, daß der Patient blaß sei, ergibt sich dann die Diagnose **Spannungspneumothorax**. Ein Hautemphysem (nach Eindringen von Luft in das Unterhautgewebe entstandene, häufig schmerzlose, unter „Schneeballknirschen" wegdrückbare, subkutane Schwellungen) würde die Diagnose dabei noch erhärten.

Der **Spannungspneumothorax** (☞ Abb.) ist ein Pneumothorax, bei dem sich durch einen atemabhängigen Ventilmechanismus ein beständig zunehmender Überdruck in der Pleurahöhle der verletzten Seite entwickelt. Als Folge des intrapleuralen Druckanstiegs verlagert sich das Mediastinum in Richtung auf die unverletzte Seite, was zu einer Beeinträchtigung der Atemexkursion der nicht betroffenen Lunge und Drosselung des venösen Rückstroms zum Herzen (obere Einflußstauung) mit konsekutivem Blutdruckabfall und Schocksymptomatik führt. Die **wichtigste** Erstmaßnahme am Notfallort ist die **Druckentlastung** durch Punktion mit einer großlumigen Kanüle im 2.–3. Interkostalraum in der Medioklavikularlinie. Eine Punktion mit Hilfe einer gewöhnlichen Kanüle ist ein Notbehelf; sie reicht jedoch, aufgrund des zu engen Lumens, meistens nicht aus.

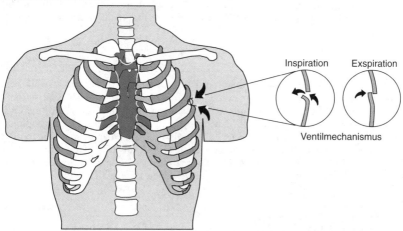

Inspiration   Exspiration

Ventilmechanismus

Merke:
Das in diesem Zusammenhang häufig genannte **Tiegel-Ventil** (= über die Kanüle gezogener, eingeschnittener Gummifingerling, durch den die Luft bei Exspiration entweichen kann und der sich bei Inspiration wieder verschließt), erklärt zwar gut die Funktionsweise des hierbei benutzten Prinzips; es ist jedoch heutzutage längst durch modernere und effizientere Methoden (z.B. Pleuradrainage mit Heimlich-Ventil) ersetzt worden und daher hauptsächlich von didaktischer Bedeutung.

Zu den weiteren Maßnahmen zählen:
– Sauerstoffzufuhr und kreislaufunterstützende Maßnahmen
– Lagerung mit erhöhtem Oberkörper (Verminderung der mechanischen Atemarbeit)
– sofortige stationäre Einweisung
– Legen einer Thoraxdrainage (Bülau-Drainage)
– Lagerung beim Thoraxtrauma auf die verletzte Seite (Einschränkung schmerzhafter Thoraxexkursionen, freie Exkursionen auf der unverletzten Seite)

6.7   Antwort: B

Auch bei dieser Notfallsituation steht die Sicherung der **Vitalfunktionen (B)** vor Ort an erster Stelle der therapeutischen Bemühungen (stay and stabilize). Die anderen genannten Maßnahmen, z.B. Legen eines **Magenschlauches (A)** mit **Magenspülung (C)** oder **forcierte Diurese (E)** sind der Klinik vorbehalten, da sie vor Ort durchgeführt, eine nicht unerhebliche zusätzliche Gefährdung darstellen (z.B. Perforationsgefahr, Verschlechterung der Vitalfunktionen).

Naloxon (D) wird als Morphinantagonist bei Opioidvergiftung und zur Antagonisierung von Narkoseüberhängen nach Neuroleptanalgesien eingesetzt. Die Therapie erfolgt fraktioniert in Dosen von 0,01 mg/kg im Abstand von einigen Minuten bis die Atemlähmung nachläßt. Bei körperlich Abhängigen kann es dabei jedoch zur Auslösung einer akuten Entzugssymptomatik kommen.

6.8   Antwort: B

W! Bei einem Atemzugvolumen von 500–800 ml und einer Atemfrequenz von 15 Atemzügen/min ergibt sich bei Insufflation von 4 l O_2/min eine O_2-Konzentration in der Einatmungsluft von etwa **35 %**.

6.9   Antwort: B

Beim **Hitzschlag** kommt es durch einen Wärmestau zur Erhöhung der Körperkerntemperatur (Hyperpyrexie; Körperkerntemperatur $> 40°$ C) mit zentral-nervösen Störungen **(E)** sowie im weiteren Verlauf zu einer Schocksymptomatik.
Zu den klinischen Symptomen zählen:
- **Tachykardie**
- Tachypnoe **(A)**
- Bewußtseinstrübung
- Übelkeit und Erbrechen **(C)**
- trockene, heiße Haut **(D)** durch Schweißsekretionsstörungen (im Unterschied zur Hitzeerschöpfung, bei der man eine blasse, kaltschweißige Haut findet)
- Hypotonie

Die Basistherapie besteht in einer raschen Senkung der Körperkerntemperatur durch Wärmeabfuhr über die Haut, mittels feuchter Tücher oder temperiertem Wasser. Dabei gilt es zu beachten, daß eine zu rasche Oberflächenabkühlung gegenteilige Effekte in Form einer peripheren Vasokonstriktion auslösen kann.

6.10   Antwort: E

Das bei einem Ertrinkungsunfall **aspirierte Wasser (A)** verursacht eine mehr oder minder ausgeprägte respiratorische Insuffizienz. Süßwasser wird dabei innerhalb weniger Minuten aus den Alveolen resorbiert und es entwickelt sich rasch eine hypotone Hyperhydratation (Wasserintoxikation) mit Hämolyse, **metabolische Azidose (B)**, **Hypo**natriämie (bei Salzwassertrinken: **Hyper**natriämie), Hyperkaliämie und Hypoproteinämie mit Lungenödem. Durch Zerstörung des Surfactant kommt es dann zur Atelektasenbildung mit Abnahme der **pulmonalen Compliance (C)** und Entwicklung eines **Rechts-Links-Shunts (D)**.
Da sich daraus eine vitale Gefährdung ergibt, steht grundsätzlich die Sicherung der Vitalfunktion Atmung an erster Stelle der Sofortmaßnahmen. Der Patient sollte daher baldmöglichst intubiert und mit positivem endexspiratorischem Überdruck (= PEEP = positive endexpiratory pressure) von 4–6 cm H_2O beatmet werden.
In jeden Fall sollten Patienten nach einem Ertrinkungsunfall, auch wenn sie sich zunächst wieder gut erholt haben, in die Klinik eingewiesen werden, da sich das Lungenödem oft erst nach Stunden entwickelt.

6.11   Antwort: E

Die **Kußmaul-Atmung (E)** dient zur respiratorischen Kompensation einer metabolischen Azidose (z.B. beim ketoazidotischen Koma) und zeigt stark vertiefte, regelmäßige Atemzüge.
Für ein **hypoglykämisches Koma** sind dagegen folgende Symptome charakteristisch:
- **Krampfanfälle (A)**
- **Zittern (B)**, Angst, Unruhegefühl, Heißhunger, **Verwirrtheit (D)**
- Hyperreflexie mit **Parästhesien (C)**
- Müdigkeit mit Gähnzwang
- feuchte kaltschweißige Haut
- Tachykardie
- Somnolenz bis hin zum Koma.

Da für Gehirnzellen die Zufuhr von Glukose essentiell ist, können sich schon in relativ kurzer Zeit irreversible Hirnschäden ausbilden. Als Sofortmaßnahme muß unverzüglich 10–40 ml einer 40%igen Glukoselösung i.v. verabreicht werden.

6.12   Antwort: A

Als Auslöser für kindliche Krampfanfälle gelten:
- **Hyperpyrexie** (Temp. > 40,5 °C)
- metabolische Entgleisungen (z.B. **Hypoglykämie**, Diabetes mellitus, Intoxikationen)
- Meningitis
- erniedrigter Serumspiegel von Dauerantikonvulsiva
- zerebrale Raumforderungen
- angeborene ZNS-Fehlbildungen (z.B. Phakomatosen)
- Sonnenstich (Insolation)

Als Erstmaßnahme steht die Sicherung der Vitalfunktionen im Vordergrund (Freimachen der Atemwege, Sauerstoffgabe [hoher Flow 10 l/min], stabile Seitenlagerung). Beim Fieberkrampf dann Gabe von Antipyretika (z.B. 250 mg Paracetamol Supp. bei Kleinkindern) und ggf. Flüssigkeitssubstitution (z.B. Ringer-Lösung 10–20 ml/kg KG). Als Antikonvulsivum Diazepam rektal (z.B. 10 mg Diazepam rectal tube®; bei Kleinkindern > 10 kg).

6.13   Antwort: A

Oberstes Prinzip der präklinischen Behandlung beim **Myokardinfarkt** ist eine Limitierung der Infarktausdehnung sowie rasche Reperfusion der okkludierten Koronararterie und die Therapie von infarktbedingten Komplikationen (z.B. kardiogener Schock, bradykarde/tachykarde Herzrhythmusstörungen).
Dazu zählen als Basismaßnahmen Oberkörperhochlagerung, Sauerstoffgabe, Überwachung der Vitalfunktionen, venöser Zugang und kontinuierliches Monitoring von Puls, EKG und Blutdruck. Bei der medikamentösen Therapie spielen die Analgetika eine wichtige Rolle, da sie die schmerzbedingte sympathoadrenerge Aktivierung vermindern (z.B. **Morphium** 2–3 mg mit Wiederholungen alle 3–5 min bis zur Schmerzfreiheit). Weitere wichtige Medikamente sind:
- Nitrospray 2 Hübe (= 0,8 mg; nur bei RR $_{systol.}$ = 100mg und Puls > 50/min)
- Acetylsalicylsäure (z.B. Aspisol® 500 mg i.v.)
- Heparin 5000 IE i.v.
- ggf. Lyse
- bei gehäuften ventrikulären Extrasystolen oder ventrikulärer Tachykardie 100 mg Lidocain
- bei Bradykardie Atropin 0,5-1 mg i.v.

Bei geplanter Lyse sollten intramuskuläre Injektionen vermieden werden. Außerdem verfälschen sie die Bestimmung von Infarktenzymen. **Subkutane Injektionen** sind unwirksam, da die

Resorption aus dem Fettgewebe, insbesondere bei Kreislaufzentralisation, für notfallmedizinische Verhältnisse nicht schnell genug erfolgt.
Urapidil (z.B. Ebrantil®) dient u. a. zur Therapie des hypertensiven Notfalls.

6.14		**Antwort: D**
6.15		**Antwort: A**
6.16	Gemeinsamer Kommentar	**Antwort: B**

W! Die richtigen Zuordnungen lauten:

Gegenstand 1: **Oropharyngealtubus (D)** (= Guedeltubus). Er dient zur Freihaltung der oberen Atemwege. Dazu wird er in den Mund-Rachenraum so eingeführt, daß er den Zungengrund nach vorne drängt und ein Zurücksinken der Zunge verhindert. Er bietet jedoch keinen Aspirationsschutz, kann somit eine endotracheale Intubation nicht ersetzen und würde beim wachen Patienten einen starken Würgereiz hervorrufen. Durch die Verstärkung im oberen Bereich kann er auch als Beißschutz nach orotrachealer Intubation eingesetzt werden. Der Guedel-Tubus ist auch kein Leitweg für eine Magensonde, da, bedingt durch seine Lage hinter dem Zungengrund, die Sonde endotracheal eingeführt werden würde.

Gegenstand 2: **Nasopharyngealtubus (A)** (nach Wendl). Wie aus dem Namen hervorgeht, wird er über die Nase in den Pharyngealraum eingeführt. Er verhindert damit beim Bewußtlosen, ähnlich dem Guedeltubus, die Verlegung der oberen Atemwege durch die zurückfallende Zunge. Die Aspirationsgefahr wird dadurch jedoch ebenfalls nicht beseitigt und er kann, aufgrund seines geringen Durchmessers, leicht durch Schleim und Erbrochenes verlegt werden. Durch die, im Vergleich zum Guedeltubus, geringere Irritation des Zungengrundes mit Auslösung eines Würge- oder Brechreizes wird er hauptsächlich in der postoperativen Aufwachphase verwendet.

Gegenstand 3: **Endotrachealtubus (B)** (nach Magill). Er bietet den sichersten Aspirationsschutz, indem er mit Hilfe eines Laryngoskops, entweder durch die Nase (Nasotrachealtubus) oder über den Mund (Orotrachealtubus) transglottisch in die Trachea eingeführt wird und durch anschließendes Aufblasen der Blockierungsmanschette (Cuff) die Trachea gegen den Rachenraum abdichtet. Die Abbildung wurde schon im Examen 3/94 verwandt und stellt einen heutzutage nicht mehr gebrauchten Tubus dar. Seit Jahren sind Magill-Tuben mit high volume-low pressure cuff und Druckausgleichsballon auf dem Markt, die aufgrund ihrer größeren Cuff-Oberfläche weniger Schleimhautläsionen verursachen.Mittels eines **Tracheostomietubus (C)** wird nach erfolgter Tracheo- oder Koniotomie der so geschaffene Zugang (Tracheostoma) zur Trachea offengehalten.

Der **Ösophagusobturator (E)** ist ein früher, hauptsächlich in den USA verwendetes, Hilfsmittel zur Atemspende. Er besteht aus einem Tubus mit am proximalen Ende befestigter Atemmaske und etwas davon abgesetzten, seitlichen Öffnungen sowie am distalen Anteil angebrachtem Cuff. Im Gegensatz zum Endotrachealtubus wird der Ösophagusobturator in die Speiseröhre eingeführt und der Cuff aufgeblasen. Bei der Beatmung über die angebrachte Atemmaske kann dann die Beatmungsluft über die seitlichen Öffnungen in die Trachea eindringen, wobei eine Beatmung des Magens durch den Cuff verhindert wird.

Eine heutzutage oft gebrauchte Alternative zum Endotrachealtubus ist die **Larynxmaske**. Es handelt sich dabei um eine zirkulär aufblasbare Gummi- oder Kunststoffwulstmaske mit flexiblem Schlauch, die blind (ohne Laryngoskop) über den Rachen bis in den Hypopharynx (unmittelbar vor den Larynxeingang) eingeführt und dort aufgeblasen wird. Die Zuführung von Narkosegas erfolgt dann analog zum Endotrachealtubus. Die Larynxmaske ist jedoch dem korrekt eingeführten Endotrachealtubus unterlegen, da kein sicherer Aspirationsschutz gewährleistet ist. Auch läßt sich manchmal kein korrekter Sitz erzielen. Dennoch stellt sie eine nützliche Ergänzung zur Intubation bei von den anatomischen Pharynxverhältnissen unkomplizierten Patienten dar.

7. Radiologie
(Fragen 7.1 – 7.20)

7.1 {Antwort: D}

Die Energie einer Stahlung ist allein von der Quelle, bei dem Telekobalttherapiegerät ist der bestimmende Faktor die Energie der Photonen (1,17 und 1,33 MeV), abhängig. Während die Feldgröße bei Verringerung des Abstandes abnimmt und die Dosis im Körper (Tiefendosis), bedingt durch die größere Anzahl von Wechselwirkungen mit dem Gewebe, schneller abfällt, nimmt die **Dosisleistung aufgrund des Abstandsgesetzes zu**. Die Regeln des Abstandsgesetzes besagen, daß die Dosis quadratisch mit Verringerung des Abstandes zur Strahlenquelle zunimmt:

$$\dot{D}_2 = \frac{d_1{}^2}{d_2{}^2} \cdot \dot{D}_1$$

Bei einer Erhöhung des Abstandes von $d_1 = 80$ cm auf $d_2 = 100$ cm ist die neue Ortsdosisleistung $\dot{D}_2 = (^{80}/_{100})^2 \cdot \dot{D}_1 = (^{8}/_{10})^2 \cdot \dot{D}_1 = {}^{64}/_{100} \cdot \dot{D}_1 = 0{,}64 \cdot \dot{D}_1 = 64\% \cdot \dot{D}_1$.

7.2 {Antwort: C}

Während die konventionelle Tomographie, die Computertomographie, die Kernspintomographie (Magnetresonanztomographie) und die B-Bild-Sonographie Schnittbildverfahren darstellen, dient die A-Bild-Sonographie zur Tiefenmessung in Richtung des Strahles, die Mammographie, digitale Lumineszenzradiographie und die Sialographie (Kontrastmitteldarstellung der Gänge der Speicheldrüse) ergeben Additionsbilder von allen vom Strahlengang erfaßten Strukturen.

7.3 {Antwort: B}

Arterielle und venöse Gefäße werden häufig durch Anwendung der **Seldinger-Technik** dargestellt. Das zu untersuchende Gefäß wird mit einer Kanüle punktiert, über die ein Führungsdraht plaziert wird. Nach Rückzug der Kanüle wird ein Katheter in das Gefäß eingeführt, der Führungsdraht entfernt und Kontrastmittel in den Katheter injiziert.
Die DSA kann – auf Kosten einer geringeren Auflösung – dazu dienen, Bildhintergründe wie etwa Knochen- und Weichteilgewebe zu entfernen und hebt den Kontrast der untersuchten Strukturen an.
Während die Halsgefäße nichtinvasiv mit Ultraschall und der Dünndarm durch Applikation von Kontrastmittelbrei untersucht wird, erfolgt die direkte Lymphographie durch Punktion eines kleinen Lymphgefäßes etwa am Fußrücken mit einer dünnen Nadel.

7.4 {Antwort: C}

Gemeinsamer Kommentar mit Frage 7.20.

7.5 — Antwort: C

Zur Darstellung der **Schilddrüsenfunktion** wird der reine γ-Strahler ^{99m}**Tc-Pertechnetat** verwendet, der wie Jodid aufgenommen, aber nicht weiter verstoffwechselt wird. **Dekompensierte Autonomien** (Adenome) führen zu einer Mehranreicherung und stellen sich im Szintigramm als sogenannte **heiße Knoten** dar. **Kompensierte Autonomien** lassen sich szintigraphisch von dem umliegenden Gewebe nicht unterscheiden („warme Knoten"), es sei denn, man würde bei entsprechendem Verdacht ein **Suppressionsszintigramm** mit der vorherigen, **mehrtägigen Gabe von Thyroxin**, das eine Suppression des normalen Schilddrüsengewebes mit sich bringt, durchführen. Kalte, nichtspeichernde und damit szintigraphisch direkt schwer nachweisbare Knoten sind karzinomverdächtig und müssen sonographisch sowie durch Feinnadelpunktion abgeklärt werden.

Messungen während der Aufnahme (Jodisationsphase), Speicherung und Abgabe des applizierten radioaktiven Jods erlauben beim **Radiojodzweiphasentest** eine Bestimmung des Jodumsatzes und dienen der Planung zur Radiojodbehandlung von Schilddrüsenerkrankungen. Durch den **Stimulationstest** mit Injektion von TSH basal läßt sich auch inaktives Schilddrüsengewebe in der Umgebung dekompensierter autonomer Adenome nachweisen.

7.6 — Antwort: A

Die **p.-a.-Übersichtsaufnahme** des Thorax erfolgt stehend in tiefer Inspirationsstellung mit an der Filmkassette anliegender Brust des Patienten. Neben dem Skelettsystem zeichnen sich die vom Hilusbereich in die Peripherie ziehenden Venen und Arterien als Lungenzeichnung ab. Das obere und untere Mediastinum wird rechtsseitig durch die **Vena cava superior und den rechten Vorhof**, auf der linken Seite durch den **Aortenbogen, die Pulmonalarterie, das linke Herzohr sowie durch den linken Ventrikel** begrenzt.

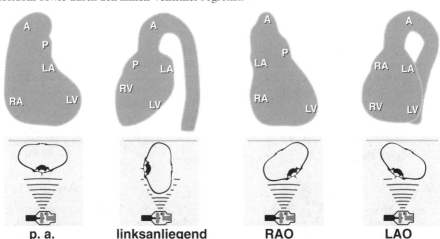

| p. a. | linksanliegend | RAO | LAO |

RA, LA = rechter, bzw. linker Vorhof
RV, LV = rechter, bzw. linker Ventrikel

P = Pulmonalsegment
A = Aorta

Ergänzt wird die p.-a.-Übersichtsaufnahme durch das **linksanliegende Seitbild**, das zusätzlich Informationen über die Herzgröße liefert und eine Zuordnung von Veränderungen im Lungen- und Mediastinalbereich erlaubt.

Die a.-p.-Aufnahme wird bei bettlägerigen Patienten durchgeführt, Auflösung und Informationsgehalt sind gegenüber der Standardprojektion geringer. Rechtes und linkes vorderes Schrägbild sind in der Zeit der Computertomographie und Echokardiographie nur selten angeforderte Röntgenaufnahmen.

7.7 Antwort: B

Die **Ionendosis J** ist ein Maß für die Stärke einer Strahlung, welche mit einem relativ geringen technischen Aufwand durch Dosimeter festgestellt werden kann. Sie gibt die Ladung der durch Strahlung erzeugten Ionen in der Luft an; die Einheit ist $^C/_{kg}$ (veraltete Einheit: Röntgen; 1 R = 1 $^C/_{kg}$), und die entsprechende Formel lautet:

$$J = \frac{\text{durch Ionisation in der Luft erzeugte Ladung}}{\text{Masse der Luft}}$$

Bei der Bestrahlung eines Körpers wird ein Teil der Strahlungsenergie **absorbiert**. Die zellschädigenden Auswirkungen dieser übertragenen Energie sind auch davon abhängig, wie groß, bzw. wie schwer der bestrahlte Körper ist. Zur Berechnung von Strahlenauswirkungen wurde die **Energiedosis D eingeführt:**

$$D = \frac{\text{übertragene Strahlungsenergie}}{\text{Masse des Körpers}} \quad \textbf{Einheit: Gray}, 1 \text{ Gy} = 1^J/_{kg}.$$

Zur Abschätzung der **biologischen Strahlenwirkung** muß die applizierte Energiedosis mit einem Bewertungsfaktor q (bei Röntgenstrahlen = 1) multipliziert werden, dessen Wert von der verwendeten Strahlenart abhängig ist. Die dadurch ermittelte **Äquivalentdosis**

$$H = D \cdot q$$

trägt die Einheit Sievert, 1 Sv = 1 $^J/_{kg}$ (alte Einheit: Rem).
Die **effektive Dosis H_E** berücksichtigt die unterschiedliche Gewebempfindlichkeit der Körperorgane und **soll helfen, das durch ionisierende Strahlung ausgelöste Krebsrisiko abzuschätzen.** Man erhält den Wert indem man die entsprechenden Organdosen H_i mit einem Wichtungsfaktor w_i multipliziert. Gewebe mit besonders hohem Strahlenrisiko wie etwa die Gonaden oder das Knochenmark besitzen einen hohen Wichtungsfaktor.
Das Verhältnis von Leukämiefällen zu allen Tumorfällen, das Ausmaß deterministischer Strahlenschäden, die Anzahl von Erbkrankheiten oder der Zeitpunkt des Auftretens von Tumoren läßt sich durch die effektive Dosis **nicht** abschätzen.

7.8 Antwort: B

Vor und während der Implantation, die ab der zweiten Woche nach der Konzeption stattfindet, ist die Blastozyste am **strahlenempfindlichsten**. Eine Strahlenexposition **ab einer Dosis von 0,1 Gy** führt entweder zu einer vollständigen Reparatur der Schäden oder zu einem **Frühabort** kurz nach der Exposition. Während es zwischen der 8. und der 20. Woche ab 0,1 Gy vorwiegend zu **Störungen der Entwicklung des Nervensystems** (geistige Retardierung, Mikrozephalie) kommt, beobachtet man ab der 20. Woche ein gehäuftes Auftreten bösartiger Neubildungen.

7.9 Antwort: E

W! Während Becquerel die Einheit der physikalischen Aktivität, d. h. Anzahl der Kernzerfälle pro Sekunde ist, gibt die Einheit Sievert (☞ Kommentar zu Frage 7.7) die Äquivalentdosis an, die die unterschiedliche biologische Wirkung von radioaktiver Strahlung auf Gewebe erfaßt. Die beiden Größen können rechnerisch nicht voneinander abgeleitet werden.

7.10 Antwort: B

Im Gegensatz zu geladenen Teilchen wie Ionen, Protonen, Elektronen (β-Strahlen) und Heliumkernen (α-Strahlen), die zu den **direkt ionisierenden Strahlen** zählen, lösen indirekt ionisierende Strahlen wie Gammastrahlen, Röntgenstrahlen und Neutronenstrahlen erst nach Wechselwirkung mit den Atomen eine Ionisation aus.

7.11 Antwort: C

In der Röntgenröhre werden die negativ geladenen Elektronen einer Glühkathode durch Vakuum gegen die positiv geladene Anode beschleunigt. Mit **Spannungen im Bereich von 100 keV** erreicht man die für die Diagnostik notwendige Röntgenstrahlung. Sie setzt sich aus zwei unterschiedlichen Komponenten zusammen. Treffen die beschleunigten Elektronen in der Anode auf energiearme Hüllenelektronen, wird dieses aus der Hülle geschleudert. Dessen Platz wird durch ein energiereicheres Elektron eingenommen, das bei seinem Übergang auf ein energieärmeres Niveau die frei werdende Energie als **charakteristische Röntgenstrahlung** aussendet.

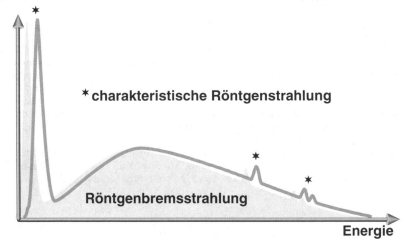

Eine zweite Möglichkeit stellt die Ablenkung von Elektronen durch die positiv geladenen Kerne dar. Sie werden in der Nähe des Kerns (Coloumbfeld) abgebremst und setzen die **Röntgenbremsstrahlung** frei, die aus einem **kontinuierlichen Spektrum** von unterschiedlichen Frequenzen besteht. Die Reichweite der Röntgenstrahlung ist im Vakuum unendlich, sie wird je nach Dichte des durchstrahlten Materials exponentiell abgeschwächt.

Zu den **Korpuskelstrahlen** zählen die α-, β- und Neutronenstrahlen. Röntgen- und γ-Strahlen bestehen aus **Photonen**.

7.12 Antwort: C

Nach Anlage I zu §2 der Röntgenverordnung besteht ein Röntgenstrahler aus der Röntgenröhre und dem Röntgenschutzgehäuse, unabhängig von der Leistung und ohne Berücksichtigung einer Ionisationskammer oder etwa eines Statives. Ein Isotop, das Röntgenstrahlen aussendet, ist ein Nuklid.

7.13 Antwort: D

In Abhängigkeit von Tumorart und -lage sind in der Strahlentherapie unterschiedliche Techniken indiziert. Die **perkutane** Bestrahlung wird zur Oberflächen- und Halbtiefentherapie mit Röntgenstrahlen im Bereich von bis zu 300 kV (Orthovolttherapie, bei niedrigen Strahlendosen werden Cäsiumgeräte eingesetzt) und mit Elektronenstrahlung durchgeführt, zur Tiefentherapie dienen Neutronen oder ultraharte Photonenstrahlen, die als Bremsstrahlung in Linearbeschleunigern oder als Gammastrahlen in Kobaltgeräten entstehen.
Vorteile der **Kontaktbestrahlung** stellen die Schonung des umliegenden Gewebes durch die geringe Entfernung der Strahlenquelle und niedrige Strahlendosen dar. Hier wird zwischen der **intrakavitären oder intraluminalen** (Einlage der Strahlungsquelle in Hohlräume, Afterloading, oft als Brachytherapie = Kurzzeittherapie), der **interstitiellen** (Spickung des Gewebes mit radioaktiven Implantaten, ebenfalls als Brachytherapie möglich) und der **Oberflächentherapie** (Applikation der Strahlenquelle auf die Körperoberfläche) unterschieden.
Radium^{226} eignet sich aufgrund seiner langen Halbwertszeit von 1580 Jahren **nicht** zur Brachytherapie und wird nur noch selten eingesetzt. Die kürzeren Halbwertszeiten etwa von Iridium^{192} und Gold^{148} tragen erheblich zur Reduktion der Strahlenbelastung des Personals bei.

7.14 Antwort: C

In der Nuklearmedizin stellt ^{99m}**Tc als** γ**-Strahler** mit einer Halbwertszeit von **6 h** eines der am häufigsten verwendeten Radionuklide dar. Die Erzeugung erfolgt durch Radionuklidgeneratoren. Zur Untersuchung wird Technetium mit organgängigen Verbindungen gekoppelt, appliziert und über eine γ-Kamera sichtbar gemacht. Durchblutungsstörungen der Lunge (Embolie), lassen sich bei der Lungenperfusionsszintigraphie durch Injektion von ^{99m}Tc markierten Mikrokugeln oder humanem Serumalbumin, die sich im **Kapillargebiet festsetzen** und als Maß für die Durchblutung gelten, nachweisen. Da dabei etwa jede 10000 Kapillare embolisiert wird, sind keine hämodynamischen Auswirkungen zu erwarten.
Ein Vergleich des Lungenperfusions- mit dem Lungeninhalationsszintigramm (Inhalation von radioaktiven Gasen oder radioaktiv markierten Mikrosphären) erlaubt die Unterscheidung zwischen einer Lungenembolie und sekundären Durchblutungsstörungen als Folge einer Vasokonstriktion bei verminderter Belüftung der Alveolen.

7.15 Antwort: C

Die Röntgenaufnahmen des Thorax in den Standardprojektionen (p.-a.: Brust an die Kassette sowie linksanliegend) werden heutzutage als sogenannte **Hartstrahlaufnahmen** mit einer Röhrenspannung von etwa 100 kV in tiefer Inspiration und einem Fokus-Film-Abstand von etwa zwei Metern durchgeführt. Zur Minimierung der Strahlenbelastung sind Verstärkerfolien vorgeschrieben. Die höhere Energie der Strahlung ermöglicht kürzere Belichtungszeiten (geringere Bewegungsunschärfe, die Unschärfe durch Streustrahlen bleibt bestehen und muß durch ein bewegliches Raster verringert werden) und verbessert auch die Beurteilung der knöchernen Strukturen durch die höhere Transparenz.
Kontamination ist ein Begriff aus der Nuklearmedizin und der Strahlentherapie, der bei der Röntgendiagnostik keine Verwendung findet.

7.16   Antwort: A

In der Nuklearmedizin stellt ^{99m}Tc **als γ-Strahler** (141 keV Strahlenenergie) mit einer Halbwertszeit von **6 h** eines der am häufigsten verwendeten Radionuklide dar. Die Erzeugung
erfolgt durch Radionuklidgeneratoren. Zur Untersuchung wird Technetium mit organgängigen
Verbindungen gekoppelt, appliziert und über eine γ-Kamera sichtbar gemacht. Lungenerkrankungen, wie z.B. Embolien, lassen sich mit ^{99m}Tc markierten Mikrokugeln oder humanem
Serumalbumin, die sich im Kapillargebiet festsetzen, nachweisen. Skelettszintigramme werden
mit ^{99m}Tc-markierten Diphosphonaten durchgeführt, die sich im Knochengewebe anreichern.
Funktionsuntersuchungen der Niere und der Schilddrüse finden mit ^{99m}Tc-Pertechnetat, der
Leber mit ^{99m}Tc-Kolloiden, die von dem retikuloendothelialen System phagozytiert werden,
statt.

7.17   Antwort: E

Strahlendosen von 20 Gy führen im Bereich der Nieren zur **Strahlennephritis** mit Atrophie der
Tubuli und einer Glomerulosklerose. Bei der Untersuchung des Urins läßt sich eine vermehrte
Proteinausscheidung und Zylinder nachweisen. Als Ausdruck der Nierenschädigung ist die
Konzentration des Harns - unabhängig von der Volumenzufuhr - gleichbleibend vermehrt. Wie
bei vielen anderen Nierenerkrankungen **steigt der Blutdruck an**.

7.18   Antwort: C

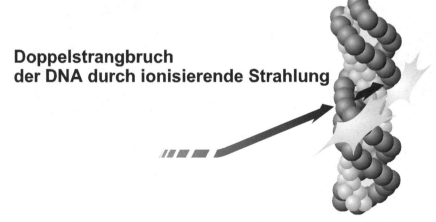

**Doppelstrangbruch
der DNA durch ionisierende Strahlung**

Ionisierende Strahlen können direkt oder über die Bildung aggressiver Radikale Schädigungen
der Zelle und **Punktmutationen** auslösen, ein Zelltod tritt erst in hohen Dosisbereichen auf. Im
Gegensatz zu hohen Dosen im Bereich der **LD$_{50}$** (3–6 Gy, Bestrahlungen dieser Größenord-
nung sind für die Hälfte der betroffenen Personen ohne intensive medizinische Betreuung
tödlich), bei denen das Krankheitsbild von der Höhe der Dosis abhängig ist, können in **niedrigen Dosisbereichen** nur statistische Aussagen getroffen werden, die unter anderem auf Unter-
suchungen der Bevölkerung nach den Atombombenabwürfen auf Hiroshima und Nagasaki
beruhen.

Mittlerweile wird angenommen, daß für die sogenannten **stochastischen Strahlenwirkungen** in niedrigen Dosisbereichen **keine unteren Grenzwerte** existieren; Tumoren können noch Jahrzehnte nach der Exposition auftreten. Als Gewebe mit einem **besonders hohen Tumorrisiko** gelten die Schilddrüse, die Brust, die Lunge, das Knochenmark sowie der Knochen. In Abhängigkeit von der Strahlenbelastung wird in der Population ein erhöhtes Auftreten von Krebsfällen beobachtet, die Häufigkeit genetischer Strahlenwirkungen ist geringer. So beträgt das Risiko nach einer Belastung von 1 Gy 1 % an strahleninduziertem Krebs zu versterben, in 0,2 % der Fälle wird eine genetische Erkrankung bei den Nachkommmen beobachtet.

7.19   Antwort: C

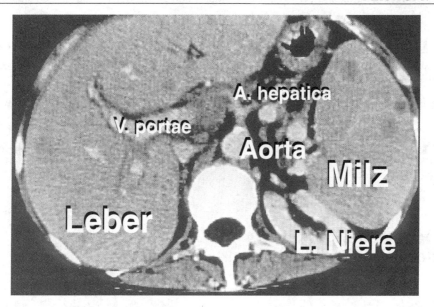

Das Abdomen-CT mit Kontrastmittel (Anfärbung der venösen Gefäße und des Nierenparenchyms) zeigt einen Schnitt des Abdomens in Höhe des Truncus coeliacus. Da die Bilder von caudal betrachtet werden, ist die markierte Struktur die **Pfortader**, an parenchymatösen Organen stellen sich die Leber, Milz und die linke Niere dar.

Bei der **Magnetresonanztomographie** werden Atomkerne mit ungeraden Protonenzahlen durch ein starkes äußeres Magnetfeld gemäß ihrem magnetischen Moment ausgerichtet. Ein rechtwinklig dazu eingestrahltes Feld ist dann in der Lage, die Kerne zur Resonanz anzuregen. Nach dem Abschalten des Feldes kann neben der Protonendichte auch die Zeit gemessen werden, in der die angeregten Kerne wieder in ihren Ursprungszustand zurückkehren. T_1 wird dabei von der Wechselwirkung der angeregten Kerne mit der Materie, T_2 von der Wechselwirkung der Kerne untereinander bestimmt.

Unterschiedliche Meßmethoden erlauben eine stärkere Wichtung und Darstellung der Protonendichte oder der Zeiten T_1 und T_2. Zur Durchführung eines T_2-gewichteten Bildes wird zunächst ein Impuls im Winkel von 90° eingestrahlt und nach 60–120 ms (Echozeit) um 90° gedreht. Nach 2 bis 3 Sekunden wird der Vorgang wiederholt (Repetitionszeit) und das Spinecho gemessen. Kurze Echozeiten dienen zur Darstellung der Protonendichte.

T_1-gewichtete Bilder eignen sich insbesondere zur Darstellung von Strukturen des zentralen Nervensystems, erlauben sie doch eine hervorragende Differenzierung zwischen weißer und grauer Substanz. Protonengewichtete Aufnahmen lassen nur wenig Kontrast zwischen weißer und grauer Substanz erkennen, bei T_1-gewichteten Aufnahmen wie hier ist die **weiße Substanz sehr hell**, bei T_2-gewichteten Aufnahmen dementgegen dunkel.

8. Pathophysiologie/Pathobiochemie

(Fragen 8.1 – 8.33)

8.1 Antwort: A

Die **Cystinose** ist eine seltene, autosomal-rezessiv vererbte, enzymopathische Speicherkrankheit. Sie wird verursacht durch eine (wahrscheinlich) transmembranöse Transportstörung mit Blockierung des Cystinabbaus und Anreicherung von Cystin in den **Lysosomen (A)** fast aller Gewebe, v. a. im Knochenmark, Leber, Milz, Lymphknoten sowie in der Niere und im Auge (= lysosomale Speicherkrankheit). In der Niere führen die Cystinablagerungen zur Rückresorptions**störung (B)** im proximalen Tubulus, was mit einer Phosphaturie, Aminoazidurie und Glukosurie (= Fanconi-Syndrom) verbunden ist. Zudem entwickelt sich ein sekundärer Hyperparathyreoidismus und eine Vitamin-D-resistente Rachitis mit Zwergwuchs. Eine **Cystinurie (C)** tritt bei der Cystinose nicht auf. Bei der Cystinurie handelt es sich vielmehr um eine rezessiv vererbte transmembranöse Transportstörung für die Aminosäuren Cystin und Lysin (und seltener Arginin und Ornithin). Bei vermehrter Aufnahme cystinreicher Nahrungsprodukte kann dann das schwerlösliche Cystin zur Ausbildung von Cystinsteinen in den ableitenden Harnwegen (hexagonale Cystinkristalle im Harnsediment) führen.

8.2 Antwort: B

Die **Vitamine** der **K-Gruppe** sind wichtige hepatische Coenzyme bei der Biosynthese von Gerinnungsfaktoren (II [Prothrombin], Faktor VII, IX, X, Protein C und S). Bei Vitamin K-Mangel oder Therapie mit Cumarinen (z. B. Marcumar®) wird die **Carboxylierung** von Glutamin zu γ-Carboxy-Glutaminresten **(B)** gestört, was zu einer Aktivitätsabnahme des Prothrombinkomplexes mit typischerweise erniedrigtem Quick- oder erhöhtem INR-Wert führt. INR steht dabei für: International Normalized Ratio, einem methodenunabhängigen Wert, der einen Korrekturfaktor beinhaltet, welcher die Empfindlichkeit des verwendeten Thromboplastins in Bezug zu einem WHO-Referenzthromboplastin setzt.

8.3 Antwort: B

W! Der geschilderten Hypoglykämie nach Saccharosegabe liegt am ehesten eine **Fructoseintoleranz (B)** zugrunde. Die hereditäre Fructoseintoleranz (= erbliche Lävuloseintoleranz) ist eine autosomal-rezessiv vererbte Enzymopathie des Fructosestoffwechsels. Es besteht ein Mangel an Ketose-1-Phosphataldolase, die die Umsetzung von Fructose-1-Phosphat in Glycerinaldehyd und Dihydroxyacetonphosphat katalysiert. Der unvollständige Abbau von zugeführter **Saccharose**, Sorbit-haltigen Infusionslösungen (Sorbit wird über Fructose verstoffwechselt) oder Fructose führt zur Fructosämie und -urie sowie durch Störung der Glucosehomöostase (das angereicherte Fructose-1-Phosphat hemmt die Fructose-1,6-Biphosphataldolase in der Leber) zur **Hypoglykämie** mit hypoglykämischen Leber-, Nieren- und Gehirnschäden.

Bei der **Saccharose-Isomaltose-Intoleranz (A)** besteht ein autosomal rezessiv vererbter Defekt der Saccharase (Invertase) und der Isomaltase (α-Dextrinase). Bei Homozygotie resultiert daraus eine Unverträglichkeit gegenüber Koch- und Malzzucker, da diese Disaccharide nicht gespalten werden können. So gesüßte Speisen führen bei den Kindern zu osmotischer Diarrhoe. Bei der heterozygoten (erwachsenen) Form sind die Symptome wesentlich geringer.

Bei der **Galaktosämie (C)** handelt es sich um eine autosomal rezessiv vererbte Stoffwechselstörung, bei der es infolge eines Transferase- oder Galaktokinasemangels zu einem Anstau von Galaktose im Blut mit Ablagerungen in Leber (Fettleberhepatitis), Augenlinse (Galaktosekatarakt), Gehirn (geistige Retardierung mit Intelligenzdefekten), Niere und Erythrozyten kommt.

Die von Gierkesche Krankheit (= **Glykogenose Typ I [D]**) zählt zu den häufigsten Glykogenoseformen. Sie beruht auf einem Mangel oder Defekt der Glucose-6-Phosphatase (G-6-P) in Leber, Niere, Thrombozyten und Dünndarmmukosa. G-6-P katalysiert innerhalb der Gluconeogenese die Umsetzung von Glucose-6-Phosphat in Glucose, so daß ein Mangel an diesem Enzym zu einer schweren Hypoglykämie führt.

Die einheimische Sprue (= glutensensitive Enteropathie) beim Erwachsenen und die **Zöliakie (E)** beim Kind beruht auf einer intestinalen Unverträglichkeit gegenüber Gliadin, einem in allen Getreidearten ubiquitären Protein. Als Folge entwickelt sich eine Zottenepithel-Degeneration und -Atrophie mit verdickter und getrübter Darmschleimhaut und lymphoplasmazellulären Entzündungsinfiltraten. Klinisch resultieren daraus schwere Malabsorptionsstörungen sämtlicher Nahrungsstoffe und fettglänzende, voluminöse Stühle (= Steatorrhoe).

8.4   Antwort: B

Als Ursache für die Entstehung einer **Hyperkaliämie** kommen in Frage:
- Eine azidotische Stoffwechsellage (z.B. beim **ketoazidotischen diabetischen Koma [B]** = gesteigerte Lipolyse mit vermehrtem Anfall an Ketosäuren) fördert die intrazelluläre H^+-Aufnahme bei gleichzeitiger K^+-Freisetzung.
- Eine akute intravasale Hämolyse (hohe intraerythrozytäre K^+-Konzentration), Schock, Crush-Syndrom (= quetschungs- oder verschüttungsbedingte Zellschädigung) und andere Zustände mit massivem Zelluntergang.
- Ein Hypoaldosteronismus (Morbus Addison), wie auch eine Behandlung mit Aldosteronantagonisten, erhöht die extrazelluläre K^+-Konzentration, da Aldosteron die renale K^+-Sekretion fördert.
- Medikamenteninduziert, z.B. durch verminderte renale Ausscheidung bei kaliumsparenden Diuretika (Triamteren) oder ACE-Hemmern (Captopril).
- Massive Einschränkung der glomerulären Filtrationsrate (z.B. im Rahmen eines akuten oligoanurischen Nierenversagens), da die Kaliumelimination hauptsächlich über die Niere erfolgt.

Eine **Hypokaliämie** findet man hingegen bei(m):
- **Laxantienabusus (A)**, infolge des hohen Kaliumgehaltes des flüssigen Stuhls (40–60 mmol/l).
- **Conn-Syndrom (C)** (primärer Hyperaldosteronismus) führt ein Nebennierenrindenadenom oder eine beidseitige Nebennierenrindenhypertrophie zur vermehrten Aldosteronsekretion mit Entwicklung einer hypokaliämischen Alkalose durch tubulären Austausch von Kalium- und Wasserstoffionen gegen Natriumionen.
- **Chronischem Erbrechen (E)** wegen der ebenfalls hohen Kaliumkonzentration im Magensaft (20 mmol/l) sowie durch die dadurch entstehende metabolische Alkalose (aus dem Verlust an sauren Valenzen resultiert eine gesteigerte zelluläre K^+-Aufnahme bei gleichzeitiger H^+-Freisetzung).
- Therapie mit **Thiazid-** und Schleifendiuretika **(D)** aufgrund der gesteigerten renalen K^+-Ausscheidung.

8.5   Antwort: A

Der **T-Zell-Rezeptor** (= TCR) spielt eine entscheidende Rolle bei der Selbst-Fremd-Erkennung durch T-Lymphozyten. Während der strukturellen und funktionellen Reifung der T-Zellen im Thymus werden sie mit Selbstantigenen konfrontiert. Dabei werden die aus einer ?- und β- Polypeptidkette bestehenden Rezeptoren der prä-T-Zellen verändert, indem die ?-Kette gegen eine a-Kette ausgetauscht wird. Danach weisen ca. 90 % der zirkulierenden T-Zellen eine **a-, ß-Rezeptorkonfiguration** auf. Die übrigen ca. 10 % besitzen stattdessen einen aus ?- und d-Ketten bestehenden Rezeptor, der ins MALT-Gewebe auswandert (MALT = Mucosa Associated Lymphoid Tissue) und dort ohne die Mitwirkung von HLA-Molekülen an der Antigenerkennung beteiligt ist.

Der TCR gleicht strukturell den Proteinen des MHC (= Haupthistokompatibilitätskomplex, ☞ 1.35). Für eine wirksame Immunantwort muß der TCR einen Komplex aus Antigen und HLA-Molekülen der Klasse I oder II auf der Zielzelle vorfinden **(A)**. D.h. die Immunantwort benötigt zur Antigenerkennung auch stets die körpereigenen HLA-Klasse-Moleküle.

8.6   Antwort: D

Eine Besiedlung der Magenschleimhaut mit Helicobacter pylori (= HP, früher Campylobacter pylori) kann über eine Helicobacter-Gastritis (Typ B-Gastritis) zur Entwicklung eines Gastroduodenalulcus **(D)** führen. Pathophysiologisch steigt durch Harnstoffhydrolyse von HP der lokale pH an, was über eine Konzentrationssteigerung von Ammonium, zur Behinderung der H^+-Produktion und damit zur Hypochlorhydrie führt. Daneben spielen noch folgende Faktoren bei der Entstehung **gastro-duodenaler Ulcera** eine Rolle:

– Gastrin-produzierende Tumoren mit **Zollinger-Ellison-Syndrom (A)** und Magenhyperazidität.
– Schleimhautresistenzminderung (z.B. bei chronischer Gastritis, Zigarettenrauchen).
– Magenwandischämie (z.B. bei Verbrennungen, Streß oder Schock **[C]**).
– Duodenogastraler Reflux von Gallensäuren und Pankreasenzymen.
– Medikamente, wie Acetylsalicylsäure, die eine verminderte Prostaglandinsynthese zur Folge haben und damit die Magenschleimhautproliferation beeinträchtigen.

8.7   Antwort: C

Der Transport von Lipiden im Blut erfolgt mit Hilfe spezifischer Proteine (Lipoproteine). Bei der serumelektrophoretischen Trennung wandern die Lipoproteine mit den α_1-, prä-β- (= α_2) und β-Globulinfraktionen. Chylomikronen zeigen keine Wanderung.

Die Hyperlipoproteinämien werden in primäre (= genetisch bedingte) und sekundäre (= erworbene) unterschieden. Nach einem Vorschlag von **Fredrickson** werden sie in 5 Gruppen (I–V) eingeteilt. Diese Einteilung sagt jedoch nichts über die zugrundeliegende Pathogenese aus, sondern ist rein deskriptiv. Die häufigste Form ist der Typ IV (= Kohlenhydrat-induzierte Hypertriglyceridämie).

Beim Typ I (= **Hyperchylomikronämie**) handelt es sich um eine (wahrscheinlich) durch autosomal-rezessiv vererbten Lipoproteinlipase-Mangel bedingte und durch Zufuhr von Nahrungsfetten auslösbare Hypertriglyceridämie. Neben einer **Pankreatitis (C)** findet man auch häufige Symptome wie, Netzhaut-Lipämie, Milz-Leber-Vergrößerung, Xanthome und krisenhafte Bauchbeschwerden. Das Arterioskleroserisiko ist gering.

Bei der autosomal dominant vererbten Hyperlipoproteinämie Typ IIa (= **Hypercholesterinämie**) führt ein Defekt des LDL-Rezeptors zu einer Störung der zellulären Cholesterinaufnahme, wodurch eine gesteigerte intrazelluläre Cholesterinsynthese resultiert und die LDL eine verlängerte Verweildauer im zirkulierenden Blut zeigen. Durch die Erhöhung des Cholesterins im Blut über 250 mg % findet man bei diesen Patienten im Hautbereich typische hellgelbe, knotenförmige Ablagerungen, die als tuberöse Xanthome bezeichnet werden und meist seitensymmetrisch, z. B. an Gesäß, Ellbogen, Knien und Fingerstreckseiten auftreten. Hohe Serumcholesterinwerte sind zusammen mit Hypertonie und Zigarettenrauchen Risikofaktoren für eine frühzeitige Entwicklung **kardiovaskulärer Erkrankungen (A)**.

8.8 Antwort: A

Als **AV-Blockierungen** werden Erregungsleitungsstörung zwischen den Vorhöfen und Kammern des Herzens (= Überleitungsstörung) bezeichnet. Sie treten physiologisch bei Vagotonie und Sportherz (AV-Block 1. Grades und Mobitz I) sowie pathologisch bei Koronarinsuffizienz, Herzinfarkt (insbesondere Hinterwandinfarkten), Kardiomyopathie, angeborenen Herzfehlern, Intoxikationen und Myokarditis auf. Die Definitionen für die einzelnen AV-Blockierungen lauten:
- **AV-Block 1. Grades (B)**: regelmäßige Überleitung der Vorhoferregung auf die Ventrikel mit jedoch verlängerter Überleitungzeit (frequenzabhängige PQ-Zeit $\geq$ 0,21 s).
- **AV-Block 2. Grades Typ Wenckebach** (Mobitz I [D]): zunehmende PQ-Zeit-Verlängerung von Schlag zu Schlag, bis ein Kammerkomplex ausfällt. Bei der nächsten P-Welle ist die Überleitungszeit wieder normal. Dieser Vorgang wiederholt sich periodisch (**Wenckebach-Periodik**).
- **AV-Block 2. Grades Typ Mobitz** (Mobitz II): bei normaler PQ-Zeit wird nur jede zweite, dritte oder vierte P-Welle auf die Ventrikel übergeleitet, weswegen man auch von einem 2:1-, 3:1- bzw. 4:1-AV-Block spricht.
- **AV-Block 3. Grades** (totaler AV-Block [A]): infolge vollständiger Leitungsunterbrechung werden keine P-Wellen mehr auf die Ventrikel übergeleitet und es besteht keine zeitliche Kopplung zu den QRS-Komplexen (Dissoziation zwischen Vorhof- und Kammeraktionen mit voneinander unabhängigen P-Wellen und schenkelblockartig deformierten QRS-Komplexen). Bei zu langer Latenz bis zum Einspringen eines tiefergelegenen Automatiezentrums kann es zur Synkope kommen (= Adams-Stokes-Syndrom, Morgagni-Adams-Stokes-Anfall).

Eine **Delta-Welle (E)** zu Beginn des QRS-Komplexes ist typisch für ein WPW-Syndrom (= Wolff-Parkinson-White-Syndrom mit vorzeitiger Überleitung der atrioventrikulären Erregung auf die Kammern [Präexzitation] über eine akzessorische Leitungsbahn [Kent-Bündel]).

8.9 Antwort: D

Bei der hämodynamisch wirksamen **Aortenklappenstenose** entsteht ein poststenotischer Druckabfall. Dies führt während der Austreibungsphase **(D)** zu einer erhöhten mittleren Differenz zwischen dem linksventrikulären Druck und dem Aortendruck. Gemessen wird dieser Druckgradient über der Aortenklappe mittels der Dopplersonographie (CW-Mode). Pathophysiologisch handelt es sich um ein systolisches **(B)** Austreibungsgeräusch.
Zur Volumenbelastung für den linken Ventrikel **(E)** kommt es dagegen bei der **Aortenklappeninsuffizienz**. Durch den diastolischen Blutrückfluß aus der Aorta in den linken Ventrikel entsteht eine vergrößerte Blutdruckamplitude (Wasserhammerpuls) mit einem Pulsus celer (schnell) et altus (hoch **[C]**).

8.10 Antwort: D

Das **angioneurotische Ödem** ist durch eine örtliche, akut auftretende, ödematöse Umwandlung des subkutanen Gewebes an Lippen, Zunge, Rachen, Glottis, ähnlich dem des klassischen Quincke-Ödems, gekennzeichnet. Es entsteht, z. B. als hereditäres Angioödem infolge eines erblichen Defektes im Komplementsystem mit **mangelnder** Aktivität des **C1-Esterase-Inhibitors** (= C1-Inaktivator **[D]**). Zudem kann es auch durch Allergene oder nichtallergisch durch ACE-Hemmer ausgelöst werden.

8.11 Antwort: C

Die **Poststreptokokkennephritis** (= endotheliomesangiale Glomerulonephritis) zählt zu den Immunkomplex-Nephritiden und wird durch kreisende Antigen-Antikörperkomplexe ausgelöst. Sie führen zwischen Basalmembran und Glomerulumdeckzellen zu höckerförmigen Ablagerungen (= humps).

Klinisch kommt es im Anschluß an einen Streptokokkeninfekt, nach einer Latenzzeit von 1–2 Wochen, zu einem akuten nephrotischen Syndrom **(C)** mit Hämaturie, Ödemen (infolge verminderter glomerulärer Natrium- und Wasserretention) und Proteinurie.

8.12 Antwort: C

Das meist als Folge einer Glomerulonephritis auftretende **nephrotische Syndrom** ist gekennzeichnet durch:

– Proteinurie >3 g/d mit Dys- und **Hypoproteinämie (C)**
– Ödeme (evtl. lokal als Aszites oder generalisiert als Anasarka infolge des verminderten kolloidosmotischen Plasmadruckes)
– Hyperlipoproteinämie mit **Hyper**cholesterinämie infolge der durch den Proteinverlust kompensatorisch gesteigerten Apoproteinsynthese mit vermehrter Bindung von Nahrungscholesterin
– Thromboseneigung durch den Hämatokritanstieg und AT III-Mangel sowie dem Fehlen anderer proteinhaltiger Gerinnungsfaktoren
– Infektanfälligkeit durch eiweißbedingten Ig-Mangel (**Hypo**gammaglobulinämie)
– Hypothyreose mit TSH-Anstieg und T_3- bzw. T_4-Abfall infolge Eiweißmangel
– Hypokalzämie mit sekundärem Hyperparathyreoidismus

8.13 Antwort: B

Die dargestellten **Druck-Stromstärken-Kurven** werden Ganzkörper-bodyplethysmographisch ermittelt und sind Ausdruck des endobronchialen Atemwegswiderstandes (= Resistance = Raw). Dazu werden die mittels Pneumotachographen ermittelten Flußänderungen Δ V gegen die Kammerdruckänderungen Δ P graphisch aufgetragen.

Zur Erklärung soll von zwei modellhaften Annahmen ausgegangen werden (☞ Abb.). Besitzt ein Bronchialsystem keinen Atemwegswiderstand, so kann ohne Kraftaufwand (P = 0) ein beliebig großer Fluß erzeugt werden und die Atemschleife wird senkrecht zur Druckachse stehen (Punkt ① in der Abb.). Bei einem komplett stenosierten Bronchialsystem kann auch bei noch so hohem Druck kein Fluß erzeugt werden (V = 0), was zu einer parallel zur Druckachse angeordneten Atemschleife führt (Punkt ② in der Abb.). Die wahre Atemschleife muß somit zwischen diesen beiden fiktiven Kurven liegen (Punkt ③ in der Abb.).

Je kleiner der Durchmesser der Bronchien ist (= steigender Atemwegswiderstand), umso flacher verläuft die Kurve. Die Resistance stellt damit einen Wert für den Schweregrad einer endobronchialen Obstruktion dar. Bei Patienten mit einer schweren Obstruktion und einem diffusen Lungenemphysem kommt es exspiratorisch zu einem Kollaps der kleinen Luftwege (check-valve-Phänomen), so daß trotz maximaler Anstrengung (P steigt) nur wenig Volumen gefördert werden kann. Die Atemschleife nimmt dabei eine charakteristische, golfschlägerartige Kurve an (= Emphysemkeule **[C]**).

In der Frage gibt die linke Atemschleife eine auf dem Boden einer **Obstruktion (B)** entstandene Emphysemkonstellation wieder, mit im Verlauf (wahrscheinlich unter bronchospasmolytische Therapie) Entwicklung einer normalen Resistance.

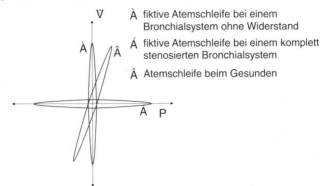

Restriktive Ventilationsstörungen (A, D, ☞ 8.14) resultieren dagegen aus einer verminderten Lungendehnbarkeit und führen spirometrisch zu einer Veränderung des Fluß-Volumen-Diagramms.

8.14   Antwort: E

Die **Lungenfibrose** zählt zu den interstitiellen Lungenerkrankungen, bei denen der Übertritt von O_2 aus der Alveole ins Blut gestört ist (Diffusionsstörung infolge erhöhter Gewebsschranke). Damit verbunden ist eine spiroergometrisch oder mittels (DLCO = Diffusionskapazität für CO) meßbare verminderte Diffusionskapazität. Im Sinne der Frage bedeutet dies, daß, im Vergleich zu normalen Diffusionsverhältnissen, der O_2-Partialdruck in den Alveolen höher liegt als im arteriellen Blut, d.h. die pO_2-Differenz steigt an **(E)**.

Kritischer Parameter einer restriktiven Lungenerkrankung ist, neben der unter Belastung gemessenen Diffusionskapazität und den Blutgaswerten, eine verminderte TLC (s. u.). Liegt die TLC unter 85 % des Normwertes kann von einer relevanten Restriktion ausgegangen werden. Die folgende Tabelle zeigt die Veränderungen der Lungenfunktionsparameter bei der Lungenfibrose im Vergleich zu einer obstruktiven Störung.

Lungenfunktionsparameter	Restriktive Störungen	Obstruktive Störungen
Beispielerkrankung	Lungenfibrose	Asthma bronchiale
intrathorakales Gasvolumen (ITGV)	↓	normal/↑
totale Lungenkapazität (TLC)	↓	↑
statische Compliance	↓	normal
funktionelles Residualvolumen	↓	↑
Vitalkapazität	↓	normal/↓
Resistance	normal	↑
Tiffeneau-Wert (FEV₁)	normal	↓

8.15 Antwort: D

Im Unterschied zur respiratorischen Partialinsuffizienz (= Sauerstoffaufnahmestörung mit Hypoxämie) besteht bei der respiratorischen **Globalinsuffizienz** eine allgemeine alveolokapilläre Gasaustauschstörung mit zusätzlich **arterieller Hyperkapnie** (= Kohlendioxidvermehrung **[D]**, $pCO_{2a} > 35$ mmHg).

8.16 Antwort: D

Bei der **Myotonie** handelt es sich um, wahrscheinlich durch pathologische Veränderungen im Bereich der **Skelettmuskelzellmembran (D)** verursachte, repetierende Depolarisationen der Skelettmuskulatur bei gleichzeitig verzögerter Erschlaffung. Die sehr seltene kongenitale **Myotonia Thomson** wird autosomal dominant vererbt und zeigt einen Erkrankungsgipfel im 1.–3. Lebensjahr. Die Diagnosestellung erfolgt elektromyographisch oder histochemisch durch Nachweis fehlender Typ IIb-Muskelfasern in der Muskelbiopsie. Die häufigere Form ist jedoch die Myotonia dystrophica mit ebenfalls autosomal dominantem Erbgang und einem Erkrankungsgipfel zwischen dem 20. und 40. Lebensjahr.

Die myotone Reaktion macht sich besonders nach Willkürbewegungen oder Beklopfen eines Muskels bemerkbar. Der Patient zeigt dabei typische Symptome wie eine verspätete Öffnung der Faust, die auf mehrmaliges Wiederholen der Bewegung hin nachläßt (= warm-up-Phänomen). Charakteristisch ist auch ein Zurückbleiben der Augenlider beim Augenöffnen und nach Blicksenkung (= lid-lag-Phänomen).

Eine hochgradige Verringerung des auch bei Gesunden vorhandenen Proteins **Dystrophin (A)** in der Muskelzellmembran liegt der X-chromosomal-rezessiv vererbten progressiven Muskeldystrophie vom Typ Duchenne zugrunde. Die Pathogenese ist noch nicht vollständig bekannt. Man vermutet aufgrund des Dystrophinmangels einen unkontrollierten Kalziumeinstrom in die Muskelzelle, was zu degenerativen Schäden an Zellorganellen und der Zelle selbst führt.

8.17 Antwort: C

Die Afferenzen für das Schmerz- und **Temperaturempfinden (C)** kreuzen auf Segmentebene vor dem Rückenmarkszentralkanal in der Commissura alba auf die Gegenseite und ziehen dann als Tractus spinothalamicus lateralis (= Vorderseitenstrang) zum Gehirn. Eine isolierte Schädigung in dieser Region führt daher zu einem gestörten Schmerz- und Temperaturempfinden.

Bei Schädigung der Hinterstränge des Rückenmarks (= Fasciculus gracilis und Fasciculus cuneatus) kommt es zu Störungen des Druck- und Tastsinns, der Tiefensensibilität **(A, B)** mit Lage- und Vibrationsempfindung (= Pallästhesie **[D]**) sowie der **Zweipunktdiskrimination (E)**. Nachfolgend sind nochmals die wichtigsten Rückenmarksbahnen dargestellt.

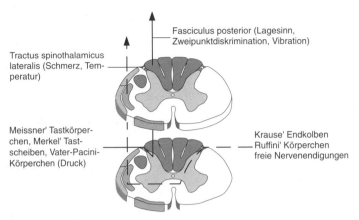

Tractus spinothalamicus lateralis (Schmerz, Temperatur)

Fasciculus posterior (Lagesinn, Zweipunktdiskrimination, Vibration)

Meissner' Tastkörperchen, Merkel' Tastscheiben, Vater-Pacini-Körperchen (Druck)

Krause' Endkolben
Ruffini' Körperchen
freie Nervenendigungen

8.18   Antwort: A

Die geschilderte Symptomatik wird als „**Brachialgia paraesthetica nocturna**" bezeichnet und tritt typischerweise beim Karpaltunnelsyndrom (CPS) auf. Beim CPS handelt es sich um eine (z.b. als Folge einer Handgelenksverletzung auftretende) chronische Druckschädigung des **N. medianus (A)** durch das Retinaculum flexorum (Lig. carpi transversum). Die beschriebenen Dysästhesien sind dabei typisch für Läsionen peripherer Nerven, die viele vegetative Fasern enthalten, so wie auch beim hinteren Tarsaltunnelsyndrom mit belastungsabhängigen Fußsohlenschmerzen und Schweißsekretionsstörungen als Folge einer Schädigung des N. tibialis. Verletzungen des Nervus medianus führen zur bekannten „Schwurhand" (Parese der Fingerbeuger in den Interphalangealgelenken I–III) und vegetativ-trophischen Störungen der Haut im Handbereich. Zudem treten Sensibilitätsausfälle der streckseitigen Anteile des Mittel- und Endgliedes des 2.–4. Fingers sowie beugeseitig am 1.–3. Finger und an der radialen Hälfte des 4. Fingers, der Hohlhand und des Handgelenkes (fehlt bei peripherer Lähmung) auf.

8.19   Antwort: B

Ein Funktionsausfall des **Nc. subthalamicus** führt zum Auftreten eines kontralateralen **Hemiballismus (B)**. Klinisch kommt es dabei zu blitzartigen, meist die proximalen Extremitäten betreffenden Kontraktionen einzelner Muskelgruppen, die zu grob ausfahrenden Schleuderbewegungen führen.
Die **Hemiathetose (A)** ist gekennzeichnet durch einseitige, langsame, nicht rhythmische, wurmbis schraubenförmige Bewegungen der distalen Extremitäten (meist der Hände), die durch eine Dysfunktion der striatären Hemmung auf das kortikale extrapyramidale System bedingt sind. Weitere in diesem Zusammenhang wichtige extrapyramidale Stammgangliensyndrome sind:
Parkinson-Syndrom: Durch degenerative Veränderungen der melaninhaltigen Zellen der Substantia nigra bedingtes Dopaminmangel-Syndrom mit der Symptomentrias: Rigor **(D)**, Tremor **(E)** (nicht obligat), Akinese **(C)**. Meist besteht zusätzlich eine Verlangsamung aller seelischen Abläufe (= Bradyphrenie).
Chorea Huntington (= Chorea major): Dominant vererbte Atrophie des Corpus striatum und im weiteren Verlauf auch der Hirnrinde, die durch ein progredient hypoton-hyperkinetisches Syndrom gekennzeichnet ist. Die Patienten zeigen dabei die Symptomentrias: choreatische Hyperkinesien (= andauernde, distal betonte, regellose Kontraktionen wechselnder Muskeln und Muskelgruppen), Demenz und Anorexie.

8.20 Antwort: B

Beim **M. Parkinson** kommt es durch Degeneration der melaninhaltigen Zellen der Substantia nigra zur Verminderung der Transmittersubstanz **Dopamin (B)** und damit zu einem hyperton-hypokinetischen Syndrom (☞ 8.19).
Acetylcholin (A) ist der Neurotransmitter an allen präganglionären vegetativen Nervenendigungen.
GABA (= gamma-aminobutyric acid **[C]**) wirkt als hemmende und **Glutamat (D)** als erregende Transmittersubstanz.
Noradrenalin (E) dient als Überträgerstoff an den meisten postganglionären sympathischen Neuronen.

8.21 Antwort: E

Die intestinale Kalziumabsorption ist abhängig von der Vitamin D-Konzentration (= 1,25 Dihydroxycholecalciferol) im Serum. Bei einer **Vitamin-D-Hypervitaminose (E)** kommt es zur **Hyper**kalzämie und -urie.
Der Abbau von **Vitamin C** erfolgt u.a. durch die Ascorbat-Dioxygenase zu Oxalsäure und Threoninsäure, weswegen es bei Einnahme hoher Dosen von Ascorbinsäure (bei Prädisposition) zur Bildung von **Oxalatsteinen (A)** in den ableitenden Harnwegen kommen kann.
Megaloblastäre Anämien entstehen typischerweise bei Vitamin B_{12}- oder **Folsäure-Mangel (C)**. Beide Vitamine besitzen eine wichtige Funktion innerhalb der erythrozytären DNS-Synthese. Da die RNS-Synthese und somit die Proteinbildung auch bei einem Mangel an diesen Vitaminen unverändert weiterläuft, entstehen sehr große (megaloblastär) hyperchrome Erythroblasten und Erythrozyten. Ätiologisch liegt der Vitamin B_{12}-Mangel-Anämie ein Fehlen des für die Vitamin B_{12}-Resorption im Ileum wichtigen und von den Belegzellen des Magens gebildeten **Intrinsic-Factors (B)** zugrunde (= perniziöse Anämie).
Vitamin A bildet in Form von 11-cis- oder **all-trans-Retinal (D)** zusammen mit dem Protein Opsin das Sehpigment Rhodopsin.

8.22 Antwort: C

Allopurinol (C) wirkt als Urikostatikum indem es als kompetitiver Hemmstoff der Xanthinoxidase die Serumharnsäure und die Harnsäureausscheidung **vermindert**. Die **Hyperurikämie** wird in zwei Formen unterschieden (☞ 1.21):
Die häufigere **primäre Hyperurikämie** entsteht entweder durch generalisierte Enzymstörungen (z.B. beim Lesch-Nyhan-Syndrom infolge eines Mangels an Hypoxanthin-Guanin-Phosphoribosyl-Transferase mit vermehrtem Harnsäure-Anfall) oder durch eine gestörte tubuläre Harnsäuresekretion in der Niere.
Zu einer **sekundären Hyperurikämie** kommt es durch vermehrten Zellumsatz mit gesteigertem Anfall von Purinkörpern, z.B. bei **Leukämien (B)**, **Polycythaemia vera (E)** (unphysiologisch gesteigerte Erythro-, Granulo- und Thrombopoese), **Nulldiät (D)** (als Folge des vermehrten Eiweißabbaus und der gesteigerten Gluconeogenese), Tumoren, Chemotherapie, hämolytischen Anämien oder bei übermäßiger Purinzufuhr mit der Nahrung (stark purinhaltig sind: Hefe, Fleischextrakt, geräucherte Sprotten, Innereien).
Neben der vermehrten Harnsäurebildung infolge gesteigertem Zellumsatz kann, wie bei der primären Form, auch eine verminderte renale Harnsäureausscheidung zu einer sekundären Hyperurikämie führen. Ursachen hierfür sind in erster Linie **Alkohol (A)** (die reaktive Laktazidose hemmt die renale Uratexkretion), eine Niereninsuffizienz oder Pharmaka (Saluretika).

8.23 Antwort: D

Die **funikuläre Myelose** ist eine durch Cobalaminmangel (= Vitamin B_{12}-Hypovitaminose, z. B. infolge einer chronisch-atrophischen Gastritis durch Intrinsic-Faktor-Mangel) entstandene Rückenmarksdegeneration (unsystematische Entmarkung mit Status spongiosus). Klinisch äußert sie sich in einer Pyramiden- und Kleinhirn-Seitenstrangataxie mit Sensibilitätsstörungen.
Die anderen genannten pathologischen Veränderungen lassen sich dagegen alle beim schlecht eingestellten Diabetes mellitus nachweisen (☞ 1.20).

8.24 Antwort: A

Das **Sheehan-Syndrom (A)** hat primär nichts mit einer hormonellen Über- oder Unterfunktion zu tun, sondern bezeichnet eine thrombotisch bedingte ischämische Nekrose des Hypophysenvorderlappens. Als Folge entwickelt sich durch einen teilweisen (Hypopituitarismus) oder vollständigen (Panhypopituitarismus) Ausfall der hypophysären Stimulation ein Mangel an:
– **Prolaktin** (PRL)
– Growth Hormon (GH = STH = somatotropes Hormon)
– luteinisierendes Hormon (LH)
– adrenocorticotropes Hormon (ACTH)
– Thyreoidea stimulierendes Hormon (TSH)
– follikelstimulierendes Hormon (FSH)
Prolaktin ist ein im Hypophysenvorderlappen gebildetes Proteohormon, das von der achten **Schwangerschaftswoche (B)** an in steigender Menge sezerniert wird. Eine Hyperprolaktinämie kann verschiedene Ursachen haben. Neben einer Gravidität sind die wichtigsten, Hypophysenadenome (Prolaktinome) und die medikamentöse Therapie mit Neuroleptika (z. B. Chlorpromazin) oder **Dopaminantagonisten (C)** (z. B. Alizaprid). Eine mechanische Brustwarzenreizung sowie **TRH (D)** und PRH (= Prolactin releasing hormone) fördern ebenfalls die Prolaktinausschüttung.
Klinisch finden sich (durch Hemmung der Freisetzung von Gonadotropin-Releasing-Hormon), abhängig vom Geschlecht, unterschiedliche Symptome.
Bei Frauen kommt es zu:
Amenorrhoe, Zyklusstörungen, Corpus luteum-Insuffizienz, Galaktorrhoe, Hirsutismus, verminderte LH-Freisetzung, Libidostörungen
und bei Männern zu:
Libido- und Potenzstörungen, Gynäkomastie, **Hypogonadismus (E)**, Galaktorrhoe.

8.25 Antwort: D

Als **Porphyrie** wird eine Gruppe von Erkrankungen oder enzymatischen Störungen innerhalb der Hämbiosynthese bezeichnet, die entweder hereditären Ursprungs sind (primäre Porphyrien) oder ihre Ursache in einem Zusammenwirken von genetischer Disposition und exogenen Faktoren haben (sekundäre Porphyrien). Je nach ihrem „primären Sitz" werden sie in eine erythropoetische oder hepatische Form unterteilt.
Die Stoffwechselstörung innerhalb der Hämbiosynthese führt zu einem vermehrten Anfall und Ausscheidung von Zwischenprodukten des Porphyrinstoffwechsels. In der Regel sind die hepatischen Porphyrien durch eine vermehrte Konzentration von Porphobilinogen und δ-Amino-Lävulinsäure im Urin gekennzeichnet. Bei der akuten intermittierenden Porphyrie findet sich zudem eine gesteigerte Porphyrinkonzentration im Urin. Im Gegensatz dazu zeigt die mit einer Fallzahl von 1 : 1000 am häufigsten auftretende, chronisch hepatische Porphyrie (= **Porphyria**

cutanea tarda) im Urin nur stark erhöhte Porphyrine und **normale** Konzentrationen an γ-Aminolävulinsäure und Porphobilinogen.

Bei der Porphyria cutanea tarda besteht ein erblicher (in 50 % der Fälle) oder durch Stoffwechselgifte (z.B. **Alkohol [B]** in 70 % der Fälle oder **Hexachlorbenzol [C]**) erworbener Mangel bzw. ein Fehlen der hepatischen **Uroporphyrinogen-Decarboxylase (A)**. Klinisch findet man eine Photodermatose mit Hyperpigmentierung (insbesondere am lichtexponierten Handrücken **[E]**), Hepatosiderose und dunkelroten Urin.

8.26   Antwort: B

Eine Thrombose entsteht durch „**Blutstillung am falschen Ort**". Die von Virchow aufgestellten pathogenetischen Faktoren der Thromboseentstehung sind:
1. **Gefäßwandveränderungen**, z.B. Arteriosklerose, Entzündungen, Verletzungen
2. **Veränderung der Blutströmung**, z.B. Aneurysmen, Klappenvitien, Varizen, Herzinsuffizienz
3. **Veränderung in der Zusammensetzung des Blutes**, z.B. Thrombozytosen, Hämatokritanstieg, Mangel an physiologischen Gerinnungsinhibitoren (**Protein C [D]**, **Protein S [C]** und **Antithrombin III [A]**)

Meist genügen zwei Bedingungen zur Thromboseentstehung. Als disponierende Faktoren kommen noch Alter, Geschlecht, Wetter und Körpergewicht hinzu.

Die verminderte Reaktion auf aktiviertes Protein C **(E)** (= **APC-Resistenz** = Faktor V-Leiden [nach dem Entdeckungsort Leiden]) zählt zu den häufigsten hereditären Ursachen einer Thrombophilie. Es handelt sich dabei um eine autosomal-dominant vererbte Mutation im Faktor-V-Gen. Im Vergleich zu Gesunden besitzt ein heterozygoter ein 7fach und ein homozygoter Anlageträger ein 50fach erhöhtes Thromboserisiko. Bei gleichzeitiger Einnahme von oralen Antikonzeptiva erhöht sich das Risiko bei Homozygoten sogar auf das 100fache. Rauchen potenziert das Risiko zusätzlich noch.

Plasminogen-Aktivatoren (B) (z.B. PAI) werden therapeutisch als Fibrinolytika eingesetzt.

8.27   Antwort: A

Der **hepatischen Enzephalopathie** beim Leberausfallkoma liegt eine, z.B. zirrhotisch bedingte, Störung oder ein Ausfall der metabolischen Leberzellfunktionen zugrunde. Als Folge wird das venöse Blut nicht mehr ausreichend entgiftet, so daß zerebrotoxische Substanzen in den systemischen Kreislauf gelangen (portosystemische Anastomose) und zerebrale Störungen bis hin zum Koma auftreten können.

Ganz besonders bemerkbar macht sich die Leberinsuffizienz bei einer hohen enteralen **Eiweißbelastung (B)**, z.B. nach **gastrointestinalen Blutungen (C)** oder bei einer sehr eiweißreichen Ernährung. Die damit verbundene erhöhte Ammoniumkonzentration im Blut (= Hyperammonämie) scheint ein wichtiger auslösender Faktor zu sein.

Weitere Auslöser sind **schwere Infektionen (E)** (z.B. mit massivem Zelluntergang) oder Medikamente (**Schleifendiuretika [D]**) mit Überlastung des Restleberparenchyms.

Neben der Beseitigung auslösender Faktoren kann therapeutisch durch Einnahme von **Lactulose (A)** die ammoniakbildende Darmflora unterdrückt werden. Lactulose wird als nicht resorbierbares Disaccharid von den Darmbakterien im Kolon zu Milchsäure abgebaut, was die Bakterienurease und damit die Ammoniakbildung hemmt. Zudem wirkt es leicht abführend.

8.28   Antwort: B

Zum bevorzugt nachts und im Liegen auftretenden **Asthma cardiale (B)** kommt es bei einer **Linksherzinsuffizienz** infolge Entwicklung eines alveolären Lungenödems durch Druckanstieg im Lungenkreislauf.

Bei der **Rechtsherzinsuffizienz** (z. B. durch Widerstandserhöhung im kleinen Kreislauf bei obstruktiven und restriktiven Ventilationsstörungen) resultiert aus der unzureichenden Pumpkraft des rechten Ventrikels primär ein steigender **zentraler Venendruck (A)** mit im Verlauf typischen Symptomen, wie **Aszites (D)**, **Ödemen (E)**, **Lebervergrößerung (C)** Proteinurie und Nykturie (durch vermehrte nächtliche Rückresorption).

8.29   Antwort: C

Der **Panhypopituitarismus (C)** (z. B. im Rahmen eines Sheehan-Syndroms ☞ 8.24) führt über den Ausfall der hypophysären Stimulation u. a. auch zu einem **verminderten** mittleren arteriellen Blutdruck.

Alle anderen genannten Erkrankungen/Tumoren stellen endokrine Ursachen eines Hypertonus dar.

8.30   Antwort: C

Eine **vermehrte intestinale Kalziumresorption (C)** trägt zur Genese einer renalen Osteopathie **nicht** bei, sondern begünstigt die Knochenbildung.

Die im Rahmen einer schweren chronischen Niereninsuffizienz auftretende renale **Osteopathie** ist gekennzeichnet durch **vermehrte Phosphatretention (A)** und damit verbundener verminderter Synthese von Calcitriol (= 1,25-Dihydroxycholekalziferol **[E]**). Die dadurch entstehende **Hypokalzämie (D)** wirkt stimulierend auf die Parathormonsekretion (**sekundärer Hyperparathyreoidismus [B]**).

8.31   Antwort: A

Beim **Asthma bronchiale** handelt es sich um ein, auf dem Boden eines hyperreaktiven Bronchialsystems, anfallsweises Auftreten von Atemnotanfällen. Durch Einwirkung exogener Allergene (= Extrinsic-Asthma) kommt es zu einem **Bronchialwandödem (B)** mit **Dyskrinie (D)**, **Hyperkrinie (E)** und **Bronchokonstriktion (C)**.

Atelektasen (A) (= Zustand verminderten bis fehlenden Luftgehaltes der Lungenalveolen mit mangelhafter bis fehlender Entfaltung des entsprechenden Lungenbereiches) finden sich ebenfalls beim Asthmatiker. Sie tragen jedoch zur Obstruktion im Asthma-bronchiale-Anfall **nicht** bei.

8.32   Antwort: B

Eine erhebliche **alveoläre Hypoventilation** (z. B. durch Ausfall ventilierten Lungengewebes mit **respiratorischer Azidose [D]** und **Zyanose [E]**) versucht der Körper u. a. durch Steigerung der Sauerstoffaufnahmekapazität (vermehrte **Erythropoetinbildung [C]**) oder Ausschaltung von arteriovenösen Shunts (**pulmonale Vasokonstriktion (A)** in den minderbelüfteten Lungenabschnitten [v. Euler-Liljestrand Reflex]) entgegenzuwirken.

Im Bereich der Hirngefäße führt der Anstieg des arteriellen pCO_2 zu einer zerebralen **Vasodilatation** (vgl. die früher übliche Hyperventilation beim Schädel-Hirn-Trauma zur Erreichung einer zerebralen Vasokonstriktion als Hirnödemprophylaxe).

Chronischer Alkoholmißbrauch führt entweder durch die direkte Wirkung von Ethanol oder dessen toxischem Abbauprodukt Acetaldehyd zu folgenden Störungen/Erkrankungen:

– chronische Unterernährung mit Eiweiß- und Vitaminmangel (z.B. Leberverfettung durch Pyrodixalmangel, sideroachrestische Anämie durch Folsäuremangel),
– **Kardiomyopathie** (Bierherz),
– Ösophaguskarzinome (erhöhter Nitrosamingehalt in manchen Brandweinerzeugnissen),
– Thiamin-Mangel (= Vitamin B_1) mit neurologischen Symptomen, wie **Polyneuropathien**, peripheren Lähmungen, Wernicke Syndrom (= nicht entzündliche Pseudoenzephalitis haemorrhagica superior mit Ataxie, Schlafsucht, vegetative Störungen, Polyneuritis, Delir) und/oder einem **Korsakow Syndrom** (= **Psychosyndrom** mit Merkschwäche bei erhaltenem Altgedächtnis und wacher Bewußtseinslage sowie örtlicher und zeitlicher Desorientiertheit),
– **chronische Pankreatitis.**

9. Klinische Chemie
(Fragen 9.1 – 9.13)

9.1 Antwort: C

Bei einer **Hämolyse** werden intraerythrozytäre Enzyme bzw. Elektrolyte freigesetzt und lassen sich im Plasma in höherer Konzentration nachweisen. Die Konzentration der GOT (Aspartat-Amino-Transferase) ist dabei in den Erythrozyten ca. 40fach höher als im Plasma. So findet man schon bei einer hämolysebedingten Hb-Konzentration von 1,5 g/l erhöhte GOT-Werte im Serum **(C)**. Bei der GPT (Alanin-Amino-Transferase) sind die Serumwerte erst ab Hb-Werten von 2,5 g/l um etwa 10 % erhöht **(A)**. Die γ-GT **(D)** zeigt durch Hämolyse (ab 2 g Hb/l) **erniedrigte** Serumwerte. Das gleiche gilt für die Aktivitätsmessung der AP (alkalischen Phosphatase **[B]**) und Lipase **(E)**. Weitaus stärkere Serumerhöhungen ergeben sich jedoch bei der Lactat-Dehydrogenase (LDH), sauren Phosphatase und beim Kalium.

9.2 Antwort: C

Das bei einer Hämolyse freigesetzte Hämoglobin wird an **Haptoglobin** gebunden zum Abbau in das retikuloendotheliale System (RES) transportiert. Damit wird ein renaler Hämoglobin- und Eisenverlust verhindert, da der Haptoglobin-Hämoglobin-Komplex wegen seines hohen Molekulargewichtes nicht über die Niere ausgeschieden werden kann. Gleichzeitig **sinkt (C)** bei ausgeprägter **intravasaler Hämolyse** die **Haptoglobinkonzentration** im Serum, was somit als diagnostischer Indikator für eine Hämolyse benutzt werden kann.
Haptoglobin zählt zudem auch noch zu den Akute-Phase-Proteinen. Deren **Anstieg** (innerhalb von 6–8 Stunden) ist neben einer erhöhten Körpertemperatur, Blutsenkungsgeschwindigkeit, und Leukozytenzahl ein Hinweis für das Vorliegen einer **akuten Entzündung (A)**.

9.3 Antwort: B

Nach einem Vorschlag von **Fredrickson** werden die Hyperlipoproteinämien in 5 Gruppen eingeteilt. Diese Einteilung sagt nichts über die zugrunde liegende Pathogenese aus, sondern ist rein deskriptiv.
Nachfolgende Tabelle zeigt die Einteilung der Hyperlipoproteinämien nach Fredrickson im Überblick:

Typ	I (E)	IIa (B)	IIb	III	IV (C)	V (D)
Nüchternserum	aufrahmend darunter klar	klar	leicht trüb	trüb	trüb milchig	milchig
Cholesterinkonzentration	normal	erhöht	erhöht	erhöht	normal oder erhöht	normal oder erhöht
Triacylglyceridkonzentration	erhöht	normal	erhöht	erhöht	erhöht	erhöht
Lipidelektrophorese	Chylomikronen-Fraktion erhöht	LDL- (β) Fraktion erhöht	VLDL- (α_2) u. LDL-Fraktion erhöht	breite β-Fraktion	VLDL-Fraktion erhöht	Chylomikronen und VLDL-Fraktion erhöht

9.4 Antwort: E

Untenstehende Tabelle gibt die Befunde bei den verschiedenen Säure-Base-Störungen wieder:

Säure-Basen-Status	pH	pCO₂ [mmHg]	Basenabweichung [mmol/l]	Standardbikarbonat [mmol/l]
Normwerte (arterielles Blut)	7,37–7,45	35–45	-2 bis +2	22–26
Metabolische Azidose	< 7,37	< 35 oder normal	< -2	< 22
Metabolische Alkalose	> 7,45	> 45 oder normal	> + 2	> 26
Respiratorische Azidose	< 7,37	> 45	> + 2 oder normal	> 26 oder normal
Respiratorische Alkalose	> 7,45	< 35	< -2 oder normal	< 22 oder normal

Wie aus der Tabelle ersichtlich, handelt es sich bei der in der Frage genannten Befundkonstellation um eine **respiratorische Azidose (E)**, welche aufgrund des noch leicht erniedrigten pH-Wertes nur **teilkompensiert** ist.

Allgemein gilt: Kompensierte Störungen sind durch normale pH-Werte und gleichsinnig aus dem Normalbereich verschobene pCO₂- und HCO₃⁻-Werte (= Standardbikarbonat) gekennzeichnet.

Als Faustregel kann man sich merken: „**m**etabolisch **m**iteinander"; bei metabolischen Störungen verändern sich pH, Standardbikarbonat und pCO₂ immer gleichsinnig.

9.5 Antwort: E

Aldosteron und Angiotensin II hemmen beide die Reninausschüttung, weswegen ein **primärer Hyperaldosteronismus (E)** zu einer erniedrigten Reninaktivität im Plasma führt.

Ein Abfall des arteriellen Mitteldrucks **[C]** oder eine akute Reduktion des effektiven Plasmavolumens (= **Hypovolämie [A]** z. B. infolge einer Diuretikatherapie **[B]**) führt zur Reninfreisetzung aus den Granulazellen des juxtaglomerulären Apparates des Nieren.

Das proteinspaltende Enzym Renin spaltet von dem in der Leber gebildeten Angiotensinogen ein Decapeptid, das Angiotensin I ab. Von diesem werden, durch das u.a. in der Lunge produzierte Converting-Enzym, zwei Aminosäuren abgespalten, wodurch das stark vasokonstriktorisch wirkende Angiotensin II entsteht. Angiotensin II stimuliert seinerseits die Freisetzung von Aldosteron aus der Nebennierenrinde, was die Natrium- und Wasserrückresorption im distalen Tubulus fördert und somit das effektive Blutvolumen erhöht.

Eine **einseitige Nierenarterienstenose (D)** kommt einem Abfall des arteriellen Mitteldrucks in der entsprechenden Niere gleich, was wiederum die Reninfreisetzung **stimuliert**.

9.6 Antwort: A

Die geschilderten Symptome sind charakteristisch für ein **Karzinoid-Syndrom**. Als Karzinoide werden Tumoren des endokrinen Systems bezeichnet. Sie können überall dort auftreten, wo neuroendokrines Gewebe gefunden wird. Am häufigsten finden sich Karzinoide im Magen-Darm-Trakt und im Bronchialsystem.

Karzinoide produzieren eine Reihe von endokrin wirksamen Substanzen, von denen vor allem Serotonin von Bedeutung ist. Durch eine gesteigerte Ausschüttung dieser Hormone kann sich die geschilderte Symptomatik entwickeln. Das vermehrt produzierte Serotonin wird zu **5-Hydroxyindolessigsäure (A)** abgebaut und läßt sich dann im Urin in höherer Konzentration nachweisen.

Die Bestimmung der innerhalb des Katecholaminstoffwechsels als Abbauprodukt entstehenden **Vanillinmandelsäure (E)** im Urin (ggf. auch **Katecholamine** im Plasma **[B]** oder **Metanephrine [C]** im Urin als Katecholaminmetabolite) erfolgt bei Verdacht auf ein Phäochromozytom, Neuroblastom oder Ganglioneurom.

9.7 Antwort: B

Tumormarker können als **Verlaufs-** und **Kontrollparameter** bei Tumorerkrankungen dienen. Zum Routinescreening maligner Tumoren sind sie jedoch aufgrund ihrer geringen Sensitivität und Spezifität nicht geeignet.

α-**Fetoprotein** (AFP) wird im Verlauf der Embryonal- und Fetalentwicklung vorwiegend im Dottersack, in der Leber und im Gastrointestinaltrakt gebildet. Im Erwachsenenalter finden sich erhöhte AFP-Werte bei benignen Lebererkrankungen und Leberregenerationsvorgängen und stark erhöhte Werte beim **hepatozellulären Karzinom (B)** sowie Keimzelltumoren des Ovars und Hodens. AFP dient deswegen zur Aufdeckung von primären Leberzellkarzinomen und Keimzelltumoren, besonders bei Risikopatienten mit einer Leberzirrhose oder Hodenschwellung. Bei gesicherten Leberzellkarzinomen und Keimzelltumoren ermöglicht AFP eine Verlaufskontrolle. Bei Neugeborenen und Frauen in der 16.–20. SSW werden erhöhte Werte auch im Zusammenhang mit offenen Neuralrohrdefekten gefunden.

Bei dem relativ seltenen **medullären Schilddrüsenkarzinom (E)** (C-Zell-Karzinom) findet man eine erhöhte Kalzitoninkonzentration sowie einen Anstieg des karzinoembryonalen Antigens. Da Kalzitonin jedoch auch ektopisch von anderen Tumoren gebildet werden kann (z. B. Bronchialkarzinomen), ist eine erhöhte Konzentration kein Beweis für ein medulläres Schilddrüsenkarzinom. Die Bestimmung sollte daher nur bei begründetem Verdacht erfolgen. Frühe Tumorformen können dagegen durch den Pentagastrin-Test erfaßt werden, da Pentagastrin die Kalzitonin-Ausschüttung stark stimuliert.

Nachfolgend sind nochmals alle wichtigen Tumormarker aufgeführt:

Alkalische Phosphatase	**Knochenerkrankungen (D)**, Knochenmetastasen, hepatobiliäre Erkrankungen
Alpha-Fetoprotein (AFP)	Lebermalignome, Keimzell-Tumoren, Neuralrohrdefekte
CA 12-5	Ovarial-Karzinom
CA 15-3	Mamma-Karzinom
CA 19-9 (CA = Kohlenhydrat-Antigen)	Magenkarzinom, Pankreaskarzinom, kolorektale Karzinome
Calcitonin	Medulläres Schilddrüsenkarzinom
Carcinoembryonales Antigen (CEA)	Kolorektale Karzinome, Mamma-Karzinome, Dottersacktumor des Hodens
Choriongonadotropin (hCG)	Keimzell-Tumoren, Karzinoid
Gastrin	Zollinger-Ellison-Syndrom
Katecholamine	Phäochromozytom
Neuronspezifische Enolase (NSE)	Kleinzelliges Bronchialkarzinom, Karzinoid
Saure Phosphatase/Prostata-spezifisches Antigen (PSA)	**Prostata-Karzinom (C)**
Thyreoglobulin	Differenziertes Schilddrüsenkarzinom

Beim **Nierenzellkarzinom (A)** steht für die Diagnostik die zytogenetische Untersuchung und/oder ein paraneoplastischer Hyperparathyreoidismus im Vordergrund.

9.8 Antwort: A

Die **GPT** (= Glutamat-Pyruvat-Transaminase, Alanin-Amino-Transferase ALAT) ist in der Leber überwiegend im Zytoplasma der Leberzelle gebunden. Die **GOT** (Glutamat-Oxalacetat-Transaminase, Aspartat-Amino-Transferase AST) ist dagegen in der Leberzelle zu 30 % im Zytoplasma gelöst und zu 70 % an Mitochondrien gebunden.
Zur genaueren Beurteilung der Art der Lebererkrankung bei der genannten Befundkonstellation dient das Verhältnis Aspartat-Amino-Transferase/Alanin-Amino-Transferase. Dieser sogenannte **De-Ritis-Quotient** ist abhängig von der Art der Leberzellschädigung und liegt bei einer **akuten Hepatitis (A)** unter 0,7 (im Beispiel 0,76), da es durch die Schwellung der Hepatozyten zu einer Permeabilitätssteigerung der Zellmembran mit Austritt von GPT aus dem Zytoplasma kommt.
Bei **chronischen Entzündungen (B)** ergibt sich ein De-Ritis-Quotient um oder über 1,0 (aufgrund der durch Einzelzellnekrosen freigesetzten, mitochondrial gebundenen GOT). Bei der chronischen Hepatitis oder **Leberzirrhose (C)** sind die GOT-Werte relativ zur GPT höher. Der De-Ritis-Quotient liegt in der Regel um 1,0.

9.9 Antwort: A

Kardiales Troponin ist ein myofibrillärer regulatorischer Proteinkomplex bestehend aus Troponin T (TnT), Troponin I (TnI) und Troponin C (TnC). Der größte Teil ist dabei an kontraktile Strukturelemente gebunden und nur ein kleiner Teil kommt frei gelöst im Zytoplasma vor.
Der Einsatz monoklonaler Antikörper gegen die kardiospezifischen Untereinheiten von TnT und TnI erlaubt eine Diagnostik von Myokardschäden. Die kardiale Troponin-Konzentration im Serum zeigt dabei einen typischen Verlauf mit einem Anstieg 3–4 h nach Schmerzeintritt und einem Maximum nach 10–24 h. Bei unbehandelten Myokardschäden läßt sich TnT auch noch nach ca. 2–3 Wochen nachweisen, was auch die Diagnose subakuter und stummer Infarkte ermöglicht. Da nach 3–4 Tagen fast ausschließlich strukturgebundenes TnT aus dem nekrotischen Myokardgewebe freigesetzt wird, kann mit dem TnT auch die Infarktgröße abgeschätzt werden. Dabei korreliert TnT mit der Infarktgröße zuverlässiger als die CK. Bei erhöhter CK-Aktivität erlaubt das kardiale TnT zudem eine Differenzierung zwischen einem Skelettmuskel- und Herzmuskelschaden.
Die zytosolischen Proteine (CK, **CK-MB** und **Myoglobin [B, C]**) sind frühestens 4–6 h nach dem Infarkt erhöht und haben eine, im Vergleich zu kardialem Troponin, deutlich kürzere Halbwertszeit (CK ca 15 h, CK-MB ca. 12 h, Myoglobin ca. 20 min). Bei, z.B. koronarangiographisch gesichertem Herzinfarkt, genügt zur Kontrolle des Infarktverlaufes und Erkennung von Reinfarkten die Bestimmung von CK und CK-MB. **GOT (E)** und GPT **(D)** besitzen bei der Diagnostik eines Herzinfarktes keine Bedeutung (☞ 9.8).

9.10   Antwort: E

Als **Sperrliquor** bezeichnet man eine (z. B. durch einen spinalen raumfordernden Prozeß entstandene) Behinderung der Liquorpassage mit Störung der Liquorzirkulation (Nonne-Froin-Syndrom). Durch vermehrten Übertritt von Serumproteinen findet man im Liquor eine erhöhte Proteinkonzentration ohne gleichzeitige Zellzahlerhöhung (= zytoalbuminäre Dissoziation **[E]**).
Durch die Liquoruntersuchung erhält man diagnostische Hinweise bei Erkrankungen oder Schädigungen im Bereich des ZNS. Abhängig vom Grad der Läsion kommt es zu einer mehr oder minder ausgeprägten Permeabilitätssteigerung der Blut-Liquor-Schranke (= Schrankenstörung). Der normale Liquor ist wasserklar, farblos und hat einen geringen Zell- (< 12/3 Zellen oder < 5 Zellen/μl), Eiweiß- (ca. 25 mg/100 ml) Zucker- (50–70 % des Blutzuckerwertes) und Laktatgehalt (10–20 mg/dl). Veränderungen der Liquorzusammensetzung treten, z. b. bei entzündlichen und bakteriellen Erkrankungen des ZNS, Subarachnoidalblutungen und Raumforderungen auf.
Bei einer **bakteriellen Meningitis** kommt es infolge des anaeroben Glucoseabbaus der Erreger zu einer Abnahme der Glucosekonzentration (< 30 mg/dl) mit Laktatanstieg. Infolge der entzündlichen Schrankenstörung findet man meist auch zusätzlich einen erhöhten Eiweißgehalt mit Übertritt von Fibrinogen in den Liquor, was in der über einen Zeitraum von 24 h stehenden Probe zur Ausbildung von Spinngewebsgerinnseln führt.
Bei einer **viralen Meningitis** besteht eine allenfalls mittelgradige Schrankenstörung. Der Liquor ist meist klar, und es findet sich in der akuten Phase eine lymphozytäre Pleozytose mit normalen Laktatwerten. Als beweisend gilt ein Anstieg von lokal gebildeten Antikörpern.
Die **tuberkulöse Meningitis** wird oft übersehen, da sie ähnliche Zellbefunde wie die bakteriellen Meningitiden liefert. Im Unterschied dazu besteht jedoch eine schwere Schrankenfunktionsstörung. Die Laktat- und Glucoseverschiebungen entsprechen denen einer bakteriellen Meningitis. Ein Mykobakteriennachweis durch Ziehl-Neelsen-Färbung gelingt nur selten.

9.11   Antwort: B

Bei der kongenitalen Schilddrüsenaplasie (= **Athyrie**) kommt es unbehandelt zu hypothyreotischen Symptomen, wie z. B. einem Kretinismus mit **gestörter geistiger Entwicklung [D]**. Durch Fehlen der Nebenschilddrüsen entwickelt sich ein Hypoparathyreoidismus mit **Calcitoninmangel [B]** sowie eine Störung des Kalziumstoffwechsels und der **Knochenentwicklung (C)**. Die beim Neugeborenen stark erhöhten TSH-Werte sind auf das **Fehlen von Thyroxin (E)** zurückzuführen und erlauben mittels Screeninguntersuchung eine Diagnosestellung.

9.12   Antwort: D

Schistozyten (D) treten nicht bei der Eisenmangelanämie, sondern infolge einer mechanischen Erythrozytenschädigung (künstliche Herzklappe, Marschhämoglobinurie) auf.
Die **Eisenmangelanämie** ist mit 80 % die häufigste Anämieform beim Erwachsenen und tritt bevorzugt bei Frauen auf (Mehrbedarf an Eisen durch Menstruation, Gravidität, Laktation).
Die Erythrozyten sind hypochrom (**MCH** < 28 pg **[B]**) und mikrozytär (**MCV** < 80 fl **[C]**) und die Transferrin**sättigung** mit Eisen sowie die **Ferritin-Konzentration** (Abbau des Speichereisens) ist in beiden Fällen **erniedrigt (A, E)**. Dagegen ist die Serum-Transferrin**konzentration** kompensatorisch erhöht, da der Körper die Verfügbarkeit des Eisens zu verbessern versucht. Im Blutausstrich findet man die charakteristischen Anulozyten.

Die PTT (= **partielle Thromboplastinzeit**) erfaßt die Faktoren des **endogenen** Gerinnungssystems (**XII, XI, IX, VIII** mit Cofaktor VIII:C, X, V, II und I). Die Anwesenheit von Antikoagulantien (insbesondere der Heparin-Antithrombin III-Komplex) beeinflußt über Hemmechanismen das endogene Gerinnungssystem (besonders den Faktor Xa und das Thrombin) und damit auch die PTT, weswegen sie zur Überwachung einer Heparintherapie dient. Heparin wirkt ohne Antithrombin III kaum verlängernd auf die PTT. Bei ansonsten normalem Gerinnungsstatus spricht eine verlängerte PTT für eine Hämophilie.

Der **Quick-Test** (= Thromboplastinzeit, Prothrombinzeit) dient als Globaltest für die Faktoren des exogenen Gerinnungssystems (**VII**, X, V, II und I), die alle in der Leber gebildet werden, weswegen sich anhand des Quick-Wertes auch die Proteinsyntheseleistung der Leber beurteilen läßt.

Da der Quick-Test zudem die Vitamin K-abhängigen Faktoren VII, X, V und II erfaßt, ist er ebenfalls zur Überwachung einer Cumarintherapie (= Vitamin K-Antagonist) geeignet.

10. Pharmakologie/Toxikologie

(Fragen 10.1 – 10.59)

10.1   Antwort: D

Das von Schimmelpilzen gebildete **Penicillin G** (Benzylpenicillin) ist nicht säurestabil und muß deshalb parenteral verabreicht werden. Es wird nicht metabolisiert und nach einer Halbwertszeit von etwa 30 Minuten unverändert über die Niere ausgeschieden, wobei die **tubuläre Sekretion** überwiegt und die Wirkungsdauer kompetitiv durch Probenecid, das durch den gleichen Mechanismus eliminiert wird, verlängert werden kann. Therapeutisch ausreichende Liquorspiegel werden nur bei Entzündungen im Bereich der Meningen erreicht. Penicillin wird u. a. bei Infektionen mit Streptokokken, Pneumokokken, Meningokokken und Gonokokken eingesetzt. Das Medikament besitzt eine große therapeutische Breite, kann aber allergische Reaktionen auslösen, die von Übelkeit, Erbrechen, Urtikaria und Asthmaanfällen bis zum tödlich verlaufenden Schock reichen können. **Es wird durch bakterielle β-Laktamasen gespalten**, bei Staphylokokkeninfektionen müssen penicillinasefeste Präparate wie Isoxazolylpenicilline (Oxacillin, Dicloxacillin, Flucloxacillin) verabreicht werden.
Mannitol wird glomerulär filtriert, das Antibiotikum **Doxycyclin** vorwiegend über den Darm ausgeschieden. Das Herzglykosid **Digitoxin** wird, wie **Theophyllin**, überwiegend in der Leber abgebaut.

10.2   Antwort: D

Amphetamin setzt als indirektes Sympathomimetikum Noradrenalin und Dopamin aus Speichergranula frei und vermindert gleichzeitig deren Wiederaufnahme in die Nervenendigungen. Das zur Gruppe der **Weckamine** zählende, **zentral wirksam**e Medikament erhöht die Aufmerksamkeit und Leistungsfähigkeit, vermindert das Schlafbedürfnis, zügelt den Appetit und besitzt ein starkes suchterzeugendes Potential. Es wird oral gut aufgenommen, führt aufgrund seiner Wirkungsart schnell zu **Toleranzentwicklung** (Tachyphylaxie), unterliegt dem Betäubungsmittelgesetz und wurde (wird?) im Leistungssport als Dopingmittel eingesetzt.
Bei Intoxikationen kann durch **Ansäuerung des Harnes**, etwa mit Ammoniumchlorid, die **Ausscheidung beschleunigt** werden, Amphetamin liegt dann in der besser wasserlöslichen, protonierten Form vor. Zur Beschleunigung der renalen Elimination sollte im Falle einer Überdosierung von **Salicylsäure oder Barbituraten** dementgegen die Gabe von Natriumbicarbonat erfolgen.
Das Antibiotikum **Sulfamethoxazol** wird vorwiegend über die Leber abgebaut, Aminoglykoside wie **Gentamicin** werden unverändert glomerulär filtriert. Eine Ansäuerung des Urins kann die Ausscheidung dieser Substanzen nicht beschleunigen.

10.3 Antwort: C

Indirekte Sympathomimetika setzen Noradrenalin aus Speichergranula frei und vermindern gleichzeitig dessen Wiederaufnahme in die Nervenendigungen. Aufgrund ihrer Wirkungsart (Verringerung der Noradrenalinkonzentration in den präsynaptischen Speichervesikeln!) zeigen **Tyramin, Ephedrin, Amphetamin und Metamphetamin** bei kurzfristiger Wiederholung der Anwendung geringere Wirkungen („Tachyphylaxie"). **Isoprenalin** (Erregung von β-Rezeptoren), **Salbutamol** (Erregung von β_2-Rezeptoren), **Dobutamin** (Erregung von β_1-Rezeptoren) und **Oxymetazolin** (Erregung von α-Rezeptoren) sind direkte Sympathomimetika.

10.4 Antwort: D

Ephedrin, Amphetamin und Metamphetamin sind lipophile Substanzen und damit als indirekte Sympathomimetika zentral wirksam. Adrenalin, Isoprenalin, Orciprenalin und Terbutalin sind – bedingt durch die beiden Hydroxylgruppen – polare Substanzen, die die Blut-Hirn-Schranke nur **schlecht** passieren.

10.5 Antwort: B

W! Das Antihypertensivum **Clonidin** entfaltet seine Wirkung durch **Erregung zentraler α_2-Rezeptoren**, die auch über Druckrezeptoren des Sinus caroticus angeregt werden. Die dadurch bedingte zentrale Hemmung des Sympathotonus mit Erniedrigung der Impulsfrequenz und verminderter Noradrenalinfreisetzung führt schon wenige Stunden nach oraler Gabe zum **Abfall des Blutdruckes**. Weitere Indikationen stellen aufgrund der dämpfenden zentralen Wirkung **Migräne** und **Alkohol- und Opiatentzug** dar. Bradykardie, Müdigkeit, Hemmung der Potenz und Obstipation sind parasympathisch bedingte Nebenwirkungen, die Reninsekretion wird durch die verringerte Ausschüttung von Noradrenalin **gehemmt**. Initial kann es durch periphere α_1-Erregung zu einem vorübergehenden Blutdruckanstieg kommen.
Prazosin senkt den Blutdruck durch Blockade postsynaptischer α_1-Rezeptoren der Gefäßmuskulatur, **Nifedipin** ist ein Kalziumantagonist. Als direkte, d.h. an der Gefäßmuskulatur ansetzende Antihypertensiva gelten **Dihydralazin**, Diazoxid und Nitroprussid-Natrium, **Metoprolol** blockiert β_1-Rezeptoren.

10.6 Antwort: C

W! **Suxamethonium** (Succinylcholin) entfaltet seine **direkte** muskelrelaxierende Wirkung durch **Dauerdepolarisation** der motorischen Endplatte. Aufgrund seiner kurzen Wirkungsdauer von etwa 10 min. läßt sich das Medikament gut steuern. Durch die Depolarisation kommt es anfangs zu Muskelzuckungen, nach der Anwendung können **Muskelschmerzen** auftreten. An weiteren Nebenwirkungen sind Herzrhythmusstörungen, Blutdruckänderungen, Augeninnendruckerhöhungen und Hyperkaliämie bekannt. Bei erblichem oder erworbenem Cholinesterasemangel verzögert sich der **enzymatische Abbau von Suxamethonium im Blut** mit der Folge, daß die Wirkung über mehrere Stunden anhält.
Tubocurarin, Alcuronium, Vecuronium, Atracurium und Pancuronium sind nicht depolarisierende Muskelrelaxantien, die unverändert renal und biliär ausgeschieden, bzw. **unabhängig von der Cholinesterase metabolisiert werden**.

Herzglykoside wie **Digoxin, Digitoxin, Strophantin** und ihre Derivate verlängern die Überleitungszeit und Refraktärperiode im AV-Knoten, zeigen aber im Vorhof- und Ventrikelmyokard genau die gegenteiligen Effekte. Die kardialen Wirkungen der Herzglykoside können durch **direkte Hemmung der Na⁺/K⁺-ATPase** (erhöhte intrazelluläre Natrium- und erniedrigte Kaliumkonzentration) und der damit gesteigerten intrazellulären Kalziumkonzentration sowie durch **Erregung des vagalen Systems** erklärt werden. Die Zunahme der Kontraktilität führt am Herzen über die Vergrößerung des Schlagvolumens zu einer Verkleinerung des enddiastolischen Volumens, Verringerung des Drucks im linken Vorhof, einer Abnahme der myokardialen Wandspannung und zu einer Abnahme des venösen und arteriellen Gefäßtonus durch den verminderten Sympathotonus. Als Folge wird auch die Koronardurchblutung gesteigert ohne daß hier eine Dilatation der Herzkranzarterien stattgefunden hat.

Herzglykoside verbessern zwar die Lungenperfusion, die verbesserte Sauerstoffutilisation und der erhöhte Wirkungsgrad sind jedoch vorwiegend Folge der **verringerten myokardialen Wandspannung**.

- **Sinusknoten (cholinerg)**: Negativ chronotrope Wirkung
- **Vorhof (direkt)**: Verkürzung der Refraktärperiode, positiv inotrope Wirkung
- **AV-Knoten (cholinerg)**: Negativ dromotrope Wirkung durch Verlängerung der AV-Überleitungszeit; Verlängerung der Refraktärperiode
- **Ventrikel (direkt)**: Positiv inotrope Wirkung, beschleunigte Erregungsleitung, Verkürzung der Systole, Verkürzung der Refraktärperiode

Alle Herzglykoside besitzen eine **sehr geringe therapeutische Breite**; an Nebenwirkungen treten Sehstörungen, Übelkeit, Sinusbradykardien, Überleitungsstörungen bis zum kompletten AV-Block, Extrasystolen und ventrikuläre Tachykardien auf. Hypokaliämie führt aufgrund der gesteigerten Affinität zur Na⁺/K⁺-ATPase zu einer **Wirkungsverstärkung**. Intoxikationen werden durch Anhebung des Kaliumspiegels, ggf. Gabe von Antidot und symptomatische Therapie der Herzrhythmusstörungen mit Phenytoin oder passagerem Schrittmacher behandelt.

Während Diuretika, ACE-Hemmer und Antihypertensiva zur Vor- und Nachlastsenkung bei der Behandlung der Herzinsuffizienz eingesetzt werden, führen Herzglykoside wie Digitoxin (☞ Kommentar zu Frage 10.7) zu einer **direkten** Zunahme der myokardialen Kontraktilität.

β-Blocker verdrängen Katecholamine kompetitiv von β-Rezeptoren und wirken dadurch sympatholytisch. Am Herzen führen sie zur Verminderung der Kontraktionskraft (negative Inotropie), zur Verlängerung der AV-Überleitungszeit (negative Dromotropie) und zur **Verringerung der Herzfrequenz** (negative Chronotropie). Die Medikamente wirken trotz der reduzierten Koronardurchblutung infolge des verminderten Sauerstoffbedarfes des Herzens kardioprotektiv. Während Propranolol und Pindolol sowohl β₁- als auch β₂- Rezeptoren blockieren, umgehen die **kardioselektiven** β₁-Blocker Metoprolol und Atenolol die unerwünschten, β₂-vermittelten Nebenwirkungen (Bronchokonstriktion, Vasokonstriktion, verminderte Glukosetoleranz) weitgehend. Atenolol besitzt zudem noch eine geringe sympathomimetische Restwirkung (ISA = intrinsische sympathomimetische Aktivität) und wird unverändert renal ausgeschieden. Indikationen der Betablocker stellen vor allem Angina pectoris, tachykarde Rhythmusstörungen und Hypertonie, aber auch Migräne und Tremor dar. Wichtige Kontraindikationen sind manifeste Herzinsuffizienz, bradykarde Herzrhythmusstörungen, Asthma bronchiale, Diabetes mellitus (verminderte Glykogenolyse sowie Verminderung der Symptome einer Hypoglykämie) und Gravidität.

Durch die induzierte Blutdrucksenkung und **Gegenregulation des sympathischen Systems** lösen Nitrate, wie Isorbiddinitrat und die Antihypertensiva Dihydralazin, Nifedipin und Minoxidil zum Teil ausgeprägte **reflektorische Tachykardien** aus.

10.10 Antwort: C

Benzothiadiazine sind mittelstarke Diuretika, die vorwiegend im **distalen Tubulus der Niere die Natrium- sowie Chloridrückresorption hemmen** (Saluretika) und damit zu einer erhöhten Wasserausscheidung führen.
Die Medikamente werden oral gut resorbiert und besitzen eine Wirkungsdauer von 8 (Hydrochlorothiazid, Mefrusid) bis zu 40 Stunden (Chlortalidon). Sie wirken pH-unabhängig, senken die glomeruläre Filtrationsrate und vermindern die Ausscheidung von Harnsäure. Benzothiadiazine relaxieren außerdem die Gefäßmuskulatur. Vasodilatation und verminderte Na$^+$-Rückresorption bewirken eine reflektorische Reninausschüttung und eine damit verbundene, vermehrte Aldosteronsynthese.

Diuretikum	Wirkungs-stärke	Wirkungs-beginn	Ausscheidung von					Bemerkung
			Na$^+$	K$^+$	Ca^{2+}	H$^+$	Harns.	
Furosemid Etacrynsäure	+++	sofort	⇧	⇧	⇧	⇧	⇩	⇩ Glucosetoleranz
Benzothia-diazine	++	1–6 h	⇧	⇧	⇩	⇧	⇩	⇩ Glucosetoleranz
Mannit	++	sofort	⇧	⇧	⇧	⇧	–	salzarmer Urin
Triamteren, Amilorid	+	2–6 h	⇧	⇩	–	⇩	⇧	Hyperkaliämie
Spironolacton	+	2–3 Tage	⇧	⇩	–	⇩	⇩	Gynäkomastie

Indikationen stellen Ödeme, Hypertonie und Diabetes insipidus (Verminderung der GFR!) dar. An Nebenwirkungen werden Hypokaliämie, Hypomagnesiämie, Hyperurikämie, Hyperlipidämie und eine verminderte Glukosetoleranz beobachtet. **Die Ausscheidung von Ca^{2+} und Li$^+$ wird reduziert**; aufgrund der verminderten GFR stellt die Niereninsuffizienz eine Kontraindikation dar.

10.11 Antwort: A

Furosemid ist, wie Piretanid und Etacrynsäure, ein stark wirkendes Diuretikum, das zur schnellen Ausschwemmung von Ödemen und/oder bei Herzinsuffizienz eingesetzt wird. Als **Schleifendiuretikum** hemmt es unabhängig vom pH die Chloridresorption des Na$^+$/K$^+$/2Cl$^-$-Kotransporters im aufsteigenden Teil der Henleschen Schleife und führt zu einer vermehrten Ausscheidung von H$_2$O und der Ionen Na$^+$, K$^+$, H$^+$, Ca^{2+} sowie Mg^{2+}. Zusätzlich **erhöht es die Nierendurchblutung** durch direkte Relaxierung der Gefäßmuskulatur.
Die Wirkung setzt nach oraler oder intravenöser Gabe schnell ein und bleibt auch bei **Niereninsuffizienz** bestehen. Im Vergleich zu den anderen aufgeführten Diuretika setzt die Wirkung am schnellsten ein und hält am kürzesten an. Furosemid entfaltet seine Wirkung im **Tubuluslumen** nach aktiver tubulärer Sekretion, die Reninsekretion wird gesteigert, **die Ausscheidung von Harnsäure wird verringert.**

10.12 Antwort: E

Das Mukopolysaccharid **Heparin** unterdrückt, zusammen mit dem von ihm **aktivierten Plasmaprotein Antithrombin III**, die Bildung von Thrombin aus Prothrombin und inaktiviert den Gerinnungsfaktor Xa. In höherer Dosierung inaktiviert es bereits gebildetes Thrombin. Die Wirkung tritt nach Injektion aufgrund eines direkten Angriffs im Gerinnungssystem sehr schnell ein und hält, bedingt durch den schnellen hepatischen Abbau, nur wenige Stunden an. Heparin setzt Lipoproteinlipasen aus dem Gewebe frei und führt damit zur **Spaltung von Chylomikronen**, im Körper kann es vor allem in Mastzellen nachgewiesen werden.

Nach der Applikation können **Allergien, Haarausfall, Blutungen, Thrombozytopenie sowie Osteoporose** auftreten; das Medikament ist nicht plazentapassabel. Bei einer Form der durch Heparin ausgelösten Thrombozytopenie bilden die Blutplättchen mit dem Medikament und Antikörpern Komplexe, die zu einem **akuten Gefäßverschluß** führen können. Kontraindikationen stellen Ulzera, schwere Hypertonie, schwere Leber- und Nierenschädigung oder Operationen am ZNS dar; bei Überdosierungen kann **Protamin**, das Heparin neutralisiert, **als Antidot gespritzt werden.**

In der Leber synthetisiertes α_2-**Antiplasmin** inaktiviert das aus Plasminogen gebildete Plasmin, die Vitamin-K-Epoxidreduktase wird durch Cumarinderivate wie Phenprocoumon (Marcumar®) gehemmt.

10.13 Antwort: E

Die obstipierende Wirkung von Morphin wird bei Derivaten wie **Loperamid** zur Behandlung von **Diarrhoen** ausgenutzt. Suchtpotential und zentralnervöse Wirkungen werden bei dem nach oraler Gabe gut resorbierbaren Medikament nicht beobachtet, die Wirkung kommt durch Erregung von Morphinrezeptoren der Darmmuskulatur und Verminderung der Peristaltik zustande.

Die Laxantien Lactulose und Bisacodyl sowie die **motilitätsfördernden** Mittel Domperidon und Metoclopramid beschleunigen die Magen-Darm-Passage.

10.14 Antwort: E

Wirkungseintritt und Wirkungsdauer von **Inhalationsanästhetika** werden durch das Verhalten der Gase beim Übertritt von der Atemluft in das Blut bzw. vom Blut in das Gehirngewebe bestimmt. Wichtige pharmakokinetische Parameter sind hierbei der **Löslichkeitskoeffizient** (Blut-Gas-Verteilungskoeffizient: Blutkonzentration/Atemgaskonzentration) und der **Verteilungskoeffizient** (ZNS-Blut-Verteilungskoeffizient: Gehirnkonzentration/Blutkonzentration).

Anästhetikum	Anästhesie	Analgesie	Relaxation	Löslichkeits-koeffizient	Verteilungs-koeffizient	MAK-Wert
Diethylether	+	+	++	12	1,0	2
Stickoxydul	–	++	–	0,5	1,1	80
Halothan	+	–	(+)	2,3	2,3	0,8
Enfluran	+	+	+	1,8	1,4	1,7

Gut steuerbare Inhalationsanästhetika sollten bei **niedrigen** Blutspiegeln schnell hohe Konzentrationen im Gehirn erreichen und nach Beendigung der Zufuhr rasch eliminiert werden. Dies tritt ein, falls der Löslichkeitskoeffizient kleine sowie der Verteilungskoeffizient große Werte annimmt. Von allen aufgeführten Substanzen ist der Löslichkeitskoeffizient bei **Stickoxydul** (Lachgas, N_2O) am niedrigsten, die Verteilungskoeffizienten liegen zwischen 1 und 2, die **Löslichkeit im Fettgewebe ist bei Stickoxydul sehr gering**. Stickoxydul ist eine chemisch inerte Substanz ohne wesentliche pharmakologische Nebenwirkungen. Es besitzt eine hohe analgetische Potenz, die narkotisierende Wirkung setzt erst ab einer Konzentration von 80 % ein und macht die Kombination mit anderen Narkotika notwendig. Als **MAK-Wert** bezeichnet man die alveoläre Konzentration, bei der 50 % der Patienten gegenüber einem bestimmten Schmerzreiz unempfindlich sind.

10.15   Antwort: B

Benzodiazepine werden oral gut resorbiert und besitzen zum Teil lange Halbwertszeiten. Durch Biotransformation können in der Leber ebenfalls wirksame Derivate entstehen. Die Ausscheidung erfolgt nach Glucuronidierung über die Nieren. Im GABA-Rezeptorkomplex integrierte, spezifische Benzodiazepinrezeptoren verstärken die Wirkung des dämpfenden Transmitters GABA durch eine verlängerte Öffnung der Chloridkanäle. Neben den für die Emotionalität zuständigen Neuronen des limbischen Systems werden auch motorische Interneurone im Rückenmark gehemmt.

Benzodiazepine wirken **anxiolytisch** (angstlösend), **sedierend, schlafinduzierend** (cave: Verkürzung der Tiefschlafphase, der Schlaf wird nicht als erholend empfunden), **muskelrelaxierend und antikonvulsiv. Sie wirken nicht bei Psychosen, führen auch in hoher Dosierung nicht zur Narkose und besitzen kein antiemetisches oder analgetisches Potential.** Alkohol kann zu unkontrollierbaren Wirkungsverstärkungen führen. Anticholinerge Nebenwirkungen sind Miktionsstörungen, Obstipation, Mundtrockenheit und Erhöhung des Augeninnendruckes. Aufgrund der hohen therapeutischen Breite sind Intoxikationen selten; problematisch sind jedoch die durch längere Einnahme hervorgerufenen Persönlichkeitsveränderungen und die Entwicklung einer psychischen Abhängigkeit. In höherem Alter kann vor allem Midazolam, das auch Amnesien (Gedächtnisstörungen) auslösen kann, paradoxe Reaktionen hervorrufen. **Neuroleptika wie Levopromazin** können extrapyramidal-motorische Störungen hervorrufen und besitzen **antiemetisches** Potential (☞ siehe auch Kommentar zu Frage 10.16). Im Gegensatz zu Benzodiazepinen erzeugen sie keine Abhängigkeit und verursachen keine Muskelrelaxation.

10.16   Antwort: B

Die antipsychotische Wirkung der **Neuroleptika** kommt hauptsächlich durch eine **kompetitive Hemmung zentraler Dopaminrezeptoren** zustande. Neben Dopaminrezeptoren werden außerdem Histaminrezeptoren (Nebenwirkungen: Sedation), α-Adrenorezeptoren (Nebenwirkungen: Hypotonie, Herzrhythmusstörungen), Cholinorezeptoren (Nebenwirkungen: Mundtrockenheit, Obstipation, Miktionsstörungen) und Serotoninrezeptoren (Nebenwirkungen: Sedation, Anxiolyse) antagonisiert. Als antidopaminerge Nebenwirkungen gelten die als Torsionsspasmen imponierenden Frühdyskinesien, das Parkinson-Syndrom, die nach einigen Jahren auftretenden therapierefraktären Spätdyskinesien sowie Gynäkomastie und Störungen der Libido und Potenz. Die Antiparkinsonmittel Biperiden und Bromocriptin sind **Dopaminagonisten.** Fentanyl stimuliert **Morphinrezeptoren, Clonazepam** aktiviert als Benzodiazepin GABA-Rezeptoren.

10.17 Antwort: B

Aufgrund ihrer **antidopaminergen Wirkung** (Dopamin $\overset{\wedge}{=}$ PIF = prolactin inhibiting factor) führen Neuroleptika wie Fluphenazin zu einer **Erhöhung der Prolaktinausschüttung**. In Verbindung mit der verringerten FSH-Sekretion kann es aus diesem Grund bei der Frau zu einer Verminderung der Libido und einer Galaktorrhoe kommen. Während die Antiemetika **Metoclopramid** und **Cimetidin** ebenfalls die Sekretion von Prolaktin steigern, wird diese durch das Anti-Parkinsonmittel **Bromocriptin und Lisurid** gehemmt. Die Medikamente werden auch zum Abstillen eingesetzt. Bei MAO-Hemmern wie **Tranylcypromin und bei Lithium** werden keine Auswirkungen auf den Prolaktinspiegel beschrieben.

10.18 Antwort: E

Phenytoin ist ein Antikonvulsivum, das zur Prophylaxe und zur Therapie zerebraler Krampfanfälle, aber auch als Antiarrhythmikum eingesetzt wird. Das Medikament wird nach oraler Gabe vollständig resorbiert und im Anschluß an die Metabolisierung in der Leber renal ausgeschieden. Ist das für die Hydroxylierung zuständige Enzymsystem gesättigt, kann eine Steigerung der Dosis zu einem **starken Anstieg des Medikamentenspiegels** führen. Phenytoin verstärkt die Wirkung von Cumarinderivaten wie Phenprocoumon, die Induktion der Cytochromoxidase führt zum beschleunigten Abbau von Barbituraten und Kontrazeptiva, auch endogene Steroide (verminderter Vitamin D-Spiegel, reduzierte enterale Kalziumresorption und renale Kalziumrückresorption mit der Folge einer Osteomalazie) werden schneller abgebaut. Weitere wichtige Nebenwirkungen stellen Gingivahyperplasie, Hypertrichose, Hyperkeratose, Polyneuropathie, zerebelläre Ataxie und Nystagmus dar.

10.19 Antwort: D

Fieber kann durch Einwirkung von Prostaglandinen auf das hypothalamische Thermoregulationszentrum entstehen. Die fiebersenkende Wirkung der antipyretischen Analgetika kommt durch die irreversible Hemmung des Enzyms Cyclooxygenase und der damit verbundenen, verringerten Synthese von Prostaglandinen aus Arachidonsäure zustande.
Die Medikamente werden in drei Gruppen eingeteilt:
- **Salizylate**: Acetylsalicylsäure hemmt bereits in sehr niedriger Dosierung die Thrombozytenaggregation (Infarktprophylaxe), wirkt analgetisch, antipyretisch und in höheren Dosen entzündungshemmend. Nebenwirkungen: Magenschleimhautschädigung, Asthmaanfälle, verminderte Prothrombinsynthese, Nierenschädigung.
- **Anilinderivate**: Phenacetin und Paracetamol wirken analgetisch und antipyretisch, aber kaum antiphlogistisch. Phenacetin wird in der Leber zu Paracetamol und teilweise auch zu p-Phenetidin abgebaut, das die Erythrozytenmembran schädigt und zur Methämoglobinbildung führt. Phenacetin darf deshalb nicht Kindern verordnet werden. Nebenwirkungen: Anämie; chronischer Phenacetinabusus führt zu Nierenschädigung, Paracetamolintoxikationen bewirken Lebernekrosen.
- **Pyrazolonderivate**: Phenylbutazon, Propyphenazon und **Metamizol** können allergische Reaktionen und Agranulozytosen hervorrufen.
Das stark wirksame Analgetikum **Morphin und seine Derivate** Fentanyl, Pentazocin und Tramadol besitzen weder antipyretische noch antiphlogistische Eigenschaften.

10.20 — Antwort: A

Die zur **Langzeittherapie der Gicht** eingesetzten Urikosurika steigern die Harnsäureausscheidung bei intakter Nierenfunktion. **Probenecid, Benzbromaron und Sulfinpyrazon hemmen die Rückresorption der Harnsäure aus dem Tubulus**; in niedriger Dosierung senkt Probenecid jedoch auch die Säuresekretion und verringert dadurch die Harnsäureausscheidung (!). Die unter der Therapie mit Urikosurika beobachtete Bildung von Uratsteinen kann durch ausreichende Flüssigkeitszufuhr und eine Alkalisierung des Harns verhindert werden. Neben Harnsäure wird auch die Ausscheidung anderer organischer Säuren, wie z.B. Penicillin, verringert; Salizylate schwächen die Wirkung der Urikosurika ab.

Allopurinol hemmt, bedingt durch die chemische Ähnlichkeit mit Hypoxanthin, die Xanthinoxidase mit der Folge, daß weniger Harnsäure gebildet und die Vorstufen schneller renal ausgeschieden werden. Das **Urikostatikum** wird zur langfristigen Therapie der Gicht eingesetzt, nach oraler Gabe gut resorbiert und zum Teil durch die Xanthinoxidase in das ebenfalls hemmend wirkende **Oxipurinol** abgebaut.

Glukokortikoide und nichtsteroidale Antiphlogistika wie **Indometacin** sowie **Colchicin** können im akuten Gichtanfall indiziert sein, bei längerfristiger Anwendung erhöhen sie den Harnsäurespiegel.

10.21 — Antwort: D

Hohe Dosen von **Jodid** senken neben dem TSH-Spiegel auch die Freisetzung von T3 und T4 aus der Schilddrüse. Thyreoglobulin ist ein in der Schilddrüse synthetisiertes Glykoprotein, aus dem T3 und T4 abgespalten wird. Während **Perchlorat** den aktiven Jodidtransport in die Schilddrüse hemmt, kann die Synthese von Levothyroxin durch schwefelhaltige Thyreostatika wie **Thiamazol, Carbimazol oder Propylthiouracil** gehemmt werden. Indikationen für Carbimazol und Thiamazol sind Hyperthyreose und die thyreotoxische Krise. Die Medikamente werden nach oraler Gabe gut resorbiert und blockieren neben der Oxidation von Jodid zu Jod durch **Hemmung der thyreoidalen Peroxidase** auch den Einbau von Jod in Thyreoglobulin. Zudem wird die Umwandlung von T_4 zu T_3 in der Peripherie gebremst.

Betablocker wie Propranolol kupieren einige Symptome der Hyperthyreose wie Tachykardie und Nervosität.

10.22 — Antwort: D

Durch Modifikation der natürlichen Glukokortikoide läßt sich die Wirksamkeit steigern und die mineralocorticoide Potenz (Natrium- und Wasserretention) ändern, nicht jedoch das Spektrum verändern, wie etwa eine Verminderung der diabetogenen bei Erhaltung der antiphlogistischen Wirkung. Ebenso ist die ACTH-Sekretion der Hypophyse durch negative Rückkopplung allein von der glukokortikoiden Wirkung abhängig.

10.23 — Antwort: E

Glukokortikoide werden bei entzündlichen und allergischen Erkrankungen, beim Schock, Asthma bronchiale, Morbus Addison (Nebenniereninsuffizienz) und beim adrenogenitalen Syndrom verordnet. Sie werden nach oraler Aufnahme gut aus dem Magen-Darm-Trakt resorbiert, im Blut an Transcortin gebunden, in der Leber metabolisiert und anschließend über den Harn ausgeschieden. **Inhalative Kortikoide** wie Beclometason, **Budesonid** und Fluticason werden nach der oralen Aufnahme durch den hepatischen **first-pass-Metabolismus nahezu vollständig inaktiviert** und eignen sich zur **inhalativen Therapie des Asthma bronchiale**, ohne daß systemische Nebenwirkungen befürchtet werden müssen.

Ihre, in höherer Dosierung antiphlogistische, Wirkung kommt durch **Hemmung der Phospholipase A_2** zustande, welche aus Membranlipiden Arachidonsäure, die wichtigste Prostaglandin- und Leukotrienvorstufe, freisetzt. Außerdem stabilisieren sie die entzündeten Zellmembranen, reduzieren die Lymphozytenzahl und damit die Antikörperproduktion und verhindern die Freisetzung von Histamin aus Mastzellen. Physiologische Wirkungen stellen die Hemmung der Proteinsynthese, die Förderung der Lipolyse und Gluconeogenese, die Verminderung der enteralen und renalen Ca^{2+}- und Phosphatresorption sowie, als mineralocorticoide Wirkung, die **Na^+- und H_2O-Retention** mit vermehrter K^+-Ausscheidung durch die Niere dar.

Die längere Anwendung von Glukokortikoiden kann zu einer durch Hemmung der Releasing-Faktoren (CRH, ACTH) bedingten Atrophie der Nebennierenrinde führen. Steroiddiabetes (verminderte Glukosetoleranz), Ödeme, Thrombosegefahr, Wundheilungsstörungen, Hypertonie, Haut-, Schleimhaut- und Muskelatrophien, Katarakt, **Osteoporose** (gesteigerte Ca^{2+}-Freisetzung durch Hemmung der Osteoblasten) sowie erhöhte Infektanfälligkeit sind weitere unerwünschte Arzneimittelwirkungen. Bei Überschreitung der **Cushing-Schwellenwertdosis** kommt es zur Ausbildung eines Vollmondgesichtes, zur Stammfettsucht und zu den oben genannten Nebenwirkungen, die bei hohen Einzeldosen nicht auftreten. **Glukokortikoide führen nicht zu einer metabolischen Aktivierung von Vitamin D.**

10.24 Antwort: B

Sulfonylharnstoffderivate (Tolbutamid, Glibenclamid, Chlorpropamid) bewirken die Freisetzung von Insulin aus den beim Typ II-Diabetes noch intakten pankreatischen B-Zellen. Die **Blockade ATP-gesteuerter Kaliumkanäle** löst durch den gesteigerten Einstrom von Kalziumionen die Insulinfreisetzung aus. Zudem wird die Dichte von Insulinrezeptoren an peripheren Zellen erhöht und die Plasmaeiweißbindung von Insulin reduziert.

Die beim **Altersdiabetes** eingesetzten Medikamente werden nach oraler Einnahme gut resorbiert und weisen eine hohe Plasmaeiweißbindung auf. Glibenclamid wirkt wesentlich stärker als Tolbutamid und löst öfters **hypoglykämische Zustände** aus. Weitere Nebenwirkungen der Medikamente stellen allergische Reaktionen, Agranulozytosen und Alkoholintoleranz dar. Die Hypoglykämiegefahr **erhöht** sich durch Wechselwirkungen mit anderen blutzuckersenkenden Präparaten wie etwa Insulin, mit Alkohol, mit Medikamenten, die ebenfalls eine hohe Plasmaeiweißbindung aufweisen, oder bei Patienten mit Nieren-, Leber- und Herzinsuffizienz.

Verapamil und Nifedipin wirken durch Blockade der **Kalziumkanäle**, Lidocain und Mepivacain durch eine Blockade der **Natriumkanäle**.

10.25 Antwort: B

Das Testosteronderivat **Danazol** kann aufgrund seiner starken gonadotropen Wirkung zur Behandlung der Endometriose (ektope Gebärmutterschleimhaut die zu zyklusabhängigen Schmerzen führt), von Mastopathien und der Pubertas praecox eingesetzt werden. Die verminderte **hypophysäre Ausschüttung der Gonadotropine LH und FSH** führt hierbei zu einer reduzierten Bildung der weiblichen Geschlechtshormone Progesteron sowie Östrogen und unterdrückt die Ovulation.

Aufgrund seiner schwach **androgenen Wirkungsweise** werden neben einer Gewichtszunahme (anaboler Effekt!) noch weitere androgen bedingte Nebenwirkungen beobachtet,

10.26 Antwort: A

Enoxacin, Ofloxacin, Ciprofloxacin und Norfloxacin hemmen die **Gyrase (DNA-Topoisomerase II)**, ein bakterielles Enzym, das die DNA in ihre Superhelix-Quartärstruktur umwandelt. Gyrasehemmer (Chinolone) verhindern die DNA-Replikation und wirken durch den erhöhten Platzbedarf der Nukleinsäure sowie der daraus folgenden Ruptur der Zellwand **bakterizid**. Die Chemotherapeutika werden nach guter enteraler Resorption über die Niere ausgeschieden und erreichen in den Harnwegen wirksame Konzentrationen. Indikationen stellen vor allem Infekte des **Urogenitaltraktes** dar. Gyrasehemmer können **Allergien und zentralnervöse Symptome** wie Kopfschmerzen und Krämpfe hervorrufen; sie sind während der Schwangerschaft kontraindiziert.

– **Hemmung der Proteinbiosynthese (Transkription):** Tetrazyklin (Bindung an die 30s-Untereinheit der Ribosomen, Blockade der Proteinsynthese), Aminoglykoside (Bindung an die 30s-Untereinheit der Ribosomen, Bildung von nonsense-Proteinen), Chloramphenicol und Erythromycin (Bindung an die 50s-Untereinheit der Ribosomen, Hemmung der Peptidyltransferase).

– **Hemmung der Folsäuresynthese:** Sulfonamide und Trimethoprim (verdrängt Dihydrofolat von der Dihydrofolatreduktase).

– **Synthesehemmung der Muraminsäure (Peptidoglykan):** Penicilline wirken ebenso wie die chemisch verwandten Cephalosporine auf Keime, die sich in der Wachstumsphase befinden, bakterizid.

– **Membranzerstörung:** Polymyxin B und Colistin zerstören die Membran gramnegativer Bakterien, sie werden als Lokalantibiotika eingesetzt.

10.27 Antwort: B

Makrolidantibiotika wie Erythromycin, Roxithromycin und **Clarithromycin** hemmen die Proteinbiosynthese durch Bindung an die 50s-Untereinheiten und wirken **bakteriostatisch**. Im Gegensatz dazu wirken Penicilline wie Ampicillin und Piperacillin sowie Cephalosporine wie Ceftazidim (Hemmung der Zellwandsynthese) und Vancomycin (Hemmung der RNA- und Zellwandsynthese) auf proliferierende Keime **bakterizid**.

10.28 Antwort: C

Als kompetitive Antagonisten verdrängen Sulfonamide p-Aminobenzoesäure und wirken durch **Hemmung der Folsäuresynthese bakteriostatisch**, die bakterielle Proteinsynthese wird nicht beeinflußt. Die Wirkung der anderen aufgeführten Antibiotika wird unter dem Kommentar zu Frage 10.26 erläutert.

10.29 Antwort: D

Thallium reichert sich in der Niere und in keratinhaltigen Geweben wie etwa Haut und Haaren an. Während sich chronische Vergiftungen durch Haarausfall, Sehstörungen und allgemeine Schwäche äußern, wird die akute Vergiftung zunächst durch Übelkeit, Erbrechen und kolikartige Bauchschmerzen geprägt. Im Anschluß tritt eine symptomfreie Phase tritt erst Obstipation, dann eine ausgeprägte Gastroenteritis sowie schließlich eine Polyneuropathie und Enzephalitis auf. **Berliner Blau**, Eisen(III)-hexacyanoferrat(II) kann das in den Darm ausgeschiedene Thallium binden und durch Unterbindung des enterosystemischen Kreislaufes die Rückresorption erschweren.

Ethanol verdrängt Methanol kompetitiv von den Enzymsystemen und verhindert die Bildung von Formaldehyd als auch Ameisensäure. Während **D-Penicillamin** ein Komplexbildner ist, wird **4-DMAP** bei Cyanidvergiftungen zur Methämoglobinbildung eingesetzt. **Atropin** kann Symptome bei Vergiftungen mit den Organophosphaten Nitrostigmin, Parathion, Fluostigmin und Dichlorvos lindern.

10.30 Antwort: C

Tetanustoxin hemmt an den Interneuronen des Rückenmarks die Freisetzung der inhibitorischen Neurotransmitter Glycin und GABA und führt zu einer ausgeprägten Kontraktion sämtlicher Muskelgruppen.

Das Enterotoxin der beiden **Choleraerreger** Vibrio cholerae und V. El Tor aktiviert die Adenylatzyklase des Dünndarms und führt dadurch zu einem starken Elektrolyt- und Wasserverlust, der bis zu 25 $^l/_d$ betragen kann. Bei unzureichender Substitution liegt die Letalität bei 50 %.

Botulinustoxin führt nach einer Inkubationszeit von mehreren Stunden bis Tagen zu Lähmungserscheinungen vor allem der Hirnnerven, später auch der Atemmuskulatur durch Hemmung der Acetylcholinfreisetzung. Während das hitzelabile Toxin enterotoxischer **Escherichia coli**-Stämme ähnlich wie das Choleratoxin wirkt, hemmt das hitzelabile Toxin die Guanylatzyklase.

10.31 Antwort: D

Lidocain hemmt als Antiarrhythmikum der Klasse IB und Lokalanästhetikum den Natriumeinstrom durch eine direkte Blockade der spannungsabhängigen Natriumkanäle, **ohne** daß Carriersysteme beeinflußt werden. Das Medikament dringt in den Natriumkanal ein und verschließt diesen. **Carriersysteme** werden bei trizyklischen Antidepressiva wie Amitriptylin (Hemmung der Serotonin- und Katecholaminrückresorption aus dem synaptischen Spalt), durch Protonenpumpenhemmer wie Omeprazol (Hemmung der H^+/K^+-ATPase), durch Herzglykoside wie Digoxin (Hemmung der Na^+/K^+-ATPase) und durch Thiaziddiuretika wie Hydrochlorothiazid (Hemmung des Na^+/Cl^--Kotransporters) beeinflußt.

Da die basischen Lokalanästhetika nur im ungeladenen Zustand durch die Nervenmembranen diffundieren können, ist ihre Wirkung im sauren pH-Bereich (Entzündungsgebiet) **eingeschränkt.** Durch Zugabe von Vasokonstriktoren wird die durch Lokalanästhetika verursachte **Gefäßdilatation** herabgesetzt, neben einer verlängerten Wirkungsdauer wird auch verhindert, daß die Lokalanästhetika in höheren Konzentrationen in den Kreislauf gelangen und systemische Nebenwirkungen auslösen. Allerdings dürfen **Katecholamine niemals in Akren** (Finger, Zehen, Penis, etc.) injiziert werden, da dort Nekrosen auftreten können, eine Wirkung der Katecholamine auf Natriumkanäle konnte nicht nachgewiesen werden. Eine versehentliche intravasale Injektion der Ester- oder Amidverbindungen kann zu Übelkeit und Erbrechen, Schwindel, Orientierungsstörungen und Benommenheit, Unruhe, Angstgefühlen und Krämpfen, zu Herzrhythmusstörungen und Atemstillstand, sowie zum Blutdruckabfall, **nicht jedoch zu Miktionsstörungen** führen.

10.32   Antwort: D

Phenoxybenzamin ist ein α-Rezeptorenblocker, der seine blutdrucksenkende Wirkung nicht durch einen kompetitiven Antagonismus, sondern durch eine irreversible Alkylierung und **Inaktivierung** des Rezeptors entfaltet.
Propranolol ist ein kompetitiver Antagonist an β-Rezeptoren, Terfenadin am H_1-Rezeptor, Naloxon an Morphinrezeptoren und Ranitidin am H_2-Rezeptor.

10.33   Antwort: B

W! Während sich der Begriff **Pharmakodynamik** auf die Wirkung eines Präparates bezieht, beschreibt die **Pharmakokinetik** die Resorption, Verteilung (Plasmaproteinbindung), Metabolisierung und Ausscheidung von Medikamenten. **Agonisten** wirken synergistisch, d.h. sie verstärken ihre pharmakologischen Wirkungen auf den Körper gegenseitig, partielle Agonisten zeigen in einigen Wirkungen agonistische, in anderen antagonistische Effekte. **Kompetitive Antagonisten** konkurrieren mit Agonisten um Bindungsstellen am Rezeptor, lösen dort aber selbst keine Reaktion aus, sondern **schwächen nur die des Agonisten ab**.

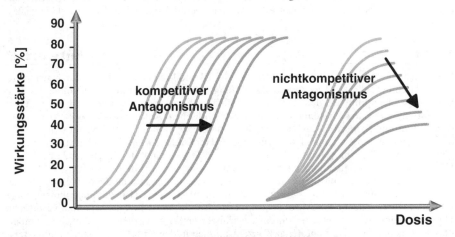

Aufgrund der geringen oder fehlenden intrinsischen Aktivität des Antagonisten wird die Konzentrations-Wirkungskurve des Agonisten in Richtung höherer Dosen verschoben. Im Gegensatz zu nichtkompetitiven Antagonisten wird die maximale Wirkung jedoch **nicht** verringert.

10.34   Antwort: B

Das **Anilinderivat Paracetamol** hemmt vorwiegend im zentralen Nervensystem die Prostaglandinsynthese und besitzt aus diesem Grund gute analgetische und antipyretische, jedoch im Gegensatz zu Acetylsalizylsäure, Pyrazolonderivaten (Metamizol, Phenyl- und Oxyphenbutazon), Indometacin, Diclofenac und Ibuprofen **kaum antiphlogistische Eigenschaften**. Aufgrund des zentralen Angriffsortes treten keine Schädigungen der Magenschleimhaut auf. Nach oraler Aufnahme - das Medikament wird gut resorbiert - hält die Wirkung etwa 4 bis 6 Stunden an. Die Ausscheidung erfolgt durch Konjugation mit Glucuronsäure sowie zu einem geringeren Teil mit Sulfat und Glutathion. Hohe Dosen, die beim Erwachsenen im Bereich von 10–15 g liegen, überschreiten die Konjugationsfähigkeit der Leberzellen und führen nach Erschöpfung der Glutathionvorräte zur Bildung von toxischen Metaboliten und Leberzellnekrosen. Nach Magenspülung und Gabe von Aktivkohle wird bei Intoxikationen die Glutathionvorstufe N-Acetylcystein verabreicht.

Während Paracetamol **direkt** wirkt, entfalten die **prodrugs** Enalaprilhydrogenmaleat, Levodopa, Omeprazol und Sulfasalazin ihre Wirkung erst nach Umwandlung in Enalapril, Dopamin, Sulfensäure und Sulfenamid, bzw. 5-Aminosalicylsäure.

10.35 Antwort: E

Dopamin erregt in niedriger Dosierung **spezifische Dopaminrezeptoren** im Bereich der Niere, des Splanchnikusgebietes und des zentralen Nervensystems. In höheren Dosen werden zusätzlich α_1- und β-Rezeptoren erregt, mit der Folge, daß auch die Freisetzung von Noradrenalin aus den sympathischen Nervenendigungen gesteigert wird. Die **renale Vasodilatation** wird durch periphere D_1-Rezeptoren vermittelt. Über **zentrale D_2-Rezeptoren** besitzt Dopamin im Bereich des Striatums erregende Wirkung, unterdrückt im Hypophysenvorderlappen die Ausschüttung von Prolactin und führt über die Erregung von Dopaminrezeptoren in der Area postrema zu Übelkeit.

Tyrosin und L-Dopa sind die **Vorstufen** des Dopamins, das weiter zu Noradrenalin und Adrenalin abgebaut wird.

10.36 Antwort: A

Adrenalin führt an Blutgefäßen durch Erregung von α_1-**Rezeptoren** zur Vasokonstriktion und über β_2-Rezeptoren zur Vasodilatation. Der Betablocker Propranolol ist nicht in der Lage, eine durch Adrenalin ausgelöste Kontraktion abzuschwächen, dies gelingt nur mit den selektiven α_1-Blockern Prazosin, Doxazosin, Terazosin und Urapidil.

Organ		Wirkung auf β-Rezeptoren	
Auge	M. ciliaris	Relaxation (Fernakkommodation)	β_2
Herz	Sinusknoten	positiv chronotrop	β_1
	AV-Knoten	positiv dromotrop	β_1
	Vorhof und Ventrikel	positiv inotrop	β_1
Lunge	Bronchialmuskulatur	Bronchodilatation	β_2
Magen-Darm-Trakt, Harnblase, Uterus	Muskulatur	Tonusabnahme	β_2
Muskulatur		Tremor	β_2
Leber, Muskulatur	Gewebe	verstärkte Glykogenolyse	β_2
Pankreas	Inselzellen	Insulinausschüttung	β_2
Nieren	juxtaglomeruläre Zellen	Reninausschüttung	β_1
Gefäße	Koronar-, Skelettmuskel- und Viszeralgefäße	**Vasodilatation**	β_2

10.37 Antwort: C

Die bei Vergiftungen mit trizyklischen Antidepressiva auftretenden **anticholinergen Erscheinungen** lassen sich durch Hemmung der Wiederaufnahme von Noradrenalin und Serotonin in die Nervenendigungen erklären. Ob dadurch auch die, bei üblicher Dosierung auftretende, angstlösende, antriebssteigernde und stimmungsaufhellende Wirkung der Antidepressiva zustande kommt, ist noch nicht ausreichend geklärt. Zusätzlich besitzen die Antidepressiva auch antiadrenerge und antihistaminerge Eigenschaften.
Die Pharmaka werden oral gut resorbiert, in der Leber abgebaut und über die Nieren ausgeschieden. **Sie haben keinen Einfluß auf die Stimmungslage psychisch Gesunder!**
Häufig auftretende **Nebenwirkungen** sind Orthostasestörungen durch **Hypotonie**, Herzrhythmusstörungen und Tremor. Am Herzen führen trizyklische Antidepressiva zu Tachykardie, Verlängerung der Überleitungszeit, Verminderung der Kontraktionskraft und Myokardschädigung. Mydriasis, Akkomodationsstörungen, Mundtrockenheit durch Verringerung des Speichelflusses, Obstipation und Miktionsstörungen gelten als anticholinerge Nebenwirkungen.

10.38 Antwort: D

Gemeinsamer Kommentar mit Frage 10.31.

10.39 Antwort: E

Molsidomin und organische Nitrate erhöhen die intrazelluläre cGMP-Konzentration über eine Aktivierung der membranständigen Guanylatzyklase. Bei Nitraten sind die einzelnen Schritte: reduktive Abspaltung des Nitritions, Bildung von Nitrosothiolen und Zerfall in Stickstoffmonoxid, das mit der Guanylatzyklase reagiert. Der erhöhte cGMP-Spiegel relaxiert die glatte Muskulatur in den Gefäßen, im Bronchialsystem und im Magen-Darm-Trakt. **Molsidomin** wird in der Leber enzymatisch zu seinem aktiven Metaboliten Linsidomin abgebaut, der im Bereich der glatten Gefäßmuskulatur weiter in den Stickstoffmonoxid-Donor SIN-1A zerfällt. Im Gegensatz zu Nitraten schwächt die Wirkung von Molsidomin bei Dauergabe nicht ab, das Präparat weist **keine** Toleranzentwicklung auf.
Nitrate und Molsidomin führen zur Vasodilatation der venösen Kapazitätsgefäße und senken infolge der verringerten Ventrikelfüllung die Vorbelastung des Herzens. Der Sauerstoffverbrauch des Herzens reduziert sich durch den verminderten enddiastolischen Druck und das verkleinerte Ventrikelvolumen. Zusätzlich werden die großen Abschnitte der Koronargefäße dilatiert.

10.40 Antwort: D

Angiotensin I-Rezeptoren können neben der Niere, Nebenniere, der Leber, dem Herzen und dem Gehirn auch in den Blutgefäßen nachgewiesen werden, wo sie nach Erregung durch Angiotensin II und Aktivierung der Phospholipase C eine Vasokonstriktion auslösen. Die AT_1-Blocker **Losartan und Saralasin** senken den Blutdruck mit wesentlich weniger Nebenwirkungen wie die ACE-Hemmer, insbesondere der häufig beobachtete Reizhusten tritt bei dieser Substanzklasse nicht auf.
Nifedipin, Verapamil und Diltiazem entfalten ihre blutdrucksenkende Wirkung durch Blokkade der spannungsabhängigen L-Typ-Calciumkanäle, Nitrate durch Aktivierung der Guanylatcyclase. Der antihypertensive Effekt von Prazosin, Doxazosin, Terazosin und Urapidil kommt durch Blockade von α_1-Rezeptoren zustande, Diazoxid und Minoxidil erhöhen die Öffnungswahrscheinlichkeit der Kaliumkanäle im Bereich der glatten Muskulatur.

10.41 — Antwort: B

Durch Erregung von α_2-Rezeptoren ist Adrenalin in der Lage, die Aggregation von Thrombozyten zu **steigern**. Neben Dextranen sind dementgegen aggregationshemmende Medikamente Acetylsalicylsäure (durch irreversible Hemmung der Cyclooxygenase verminderte Bildung von Thromboxan A_2), Ticlopidin und Clopidogrel (Blockade thrombozytärer ADP-Rezeptoren), Dipyridamol (Hemmung der Thrombozytenphosphodiesterase) und Abciximab (GP IIb/IIIa-Antagonist).

10.42 — Antwort: B

Die verwendeten **H_1-Blocker** Pheniramin, Diphenhydramin, Promethazin, Clemastin, Ketotifen, etc. werden oral gut resorbiert. Neben der antihistaminischen treten anticholinerge und lokalanästhetische Wirkungen auf, die zum Teil beim therapeutischen Einsatz im Mittelpunkt stehen.
Indikationen sind Allergien, Pruritus (Juckreiz, lokalanästhetische Wirkung), Übelkeit („Reisekrankheiten", antiemetische Wirkung) und M. Parkinson. **H_1-Blocker wirken im ZNS dämpfend**, eine Ausnahme stellt das nicht zentral wirksame Antihistaminikum Terfenadin dar. An weiteren Nebenwirkungen treten Mydriasis, Mundtrockenheit und Miktionsstörungen auf, Kleinkinder können paradoxe Reaktionen zeigen.

Organ		Wirkung auf β-Rezeptoren
Haut	Nervenendigungen	Relaxation (Fernakkommodation)
Lunge	Bronchialmuskulatur	Bronchokonstriktion
Magen-Darm-Trakt, Uterus	Muskulatur	Kontraktion
Nebennierenmark	chromaffine Zellen	Adrenalinausschüttung
Gefäße	Gefäßmuskulatur Endothel	Vasokonstriktion gesteigerte Permeabilität

Cromoglycinsäure ist ein topisch zu verabreichendes Antiallergikum, das nicht Histaminrezeptoren blockiert, sondern die Freisetzung von Histamin aus Mastzellen unterdrückt.

10.43 — Antwort: D

Natriumpicosulfat (Laxoberal®) und **Bisacodyl** (Dulcolax®) sind **hydragog wirksame Laxantien**, die den Wassergehalt im Lumen des Dickdarmes durch Hemmung der endothelialen Na^+/K^+-ATPase und verstärkte Durchlässigkeit der Schlußleisten erhöhen. Nach der Resorption aus dem Dünndarm wird Bisacodyl glucuronidiert und über die Galle wieder in den Dickdarm ausgeschieden, wo es etwa 6 bis 8 Stunden nach der Einnahme durch mikrobielle Spaltung seine Wirkung entfaltet, bei rektaler Anwendung als Zäpfchen setzt die Wirkung bereits nach wenigen Stunden ein. Natriumpicosulfat wird nicht resorbiert, die Wirkung setzt ebenfalls schneller ein.
Wie alle Laxantien führen diese Medikamente bei längerer Anwendung zu **Störungen im Wasser- und Elektrolythaushalt** (Hyponatriämie mit sekundärem Hyperaldosteronismus, Hypokaliämie, Hypokalzämie) sowie zur **Gewöhnung und Darmträgheit**.

Benzodiazepine werden oral gut resorbiert und besitzen zum Teil lange Halbwertszeiten. Durch Biotransformation können in der Leber ebenfalls wirksame Derivate entstehen. Die Ausscheidung erfolgt **nach Glucuronidierung über die Nieren**. Im GABA-Rezeptorkomplex integrierte, spezifische Benzodiazepinrezeptoren verstärken die Wirkung des dämpfenden Transmitters GABA durch eine verlängerte Öffnung der Chloridkanäle. Neben den für die Emotionalität zuständigen Neuronen des limbischen Systems werden auch **motorische Interneurone im Rückenmark** gehemmt.

Benzodiazepine wirken **anxiolytisch** (angstlösend), **sedierend, schlafinduzierend** (cave: Verkürzung der Tiefschlafphase, der Schlaf wird nicht als erholend empfunden), **muskelrelaxierend und antikonvulsiv. Sie wirken nicht bei Psychosen, führen auch in hoher Dosierung nicht zur Narkose und besitzen kein antiemetisches oder analgetisches Potential.** Alkohol kann zu unkontrollierbaren Wirkungsverstärkungen führen. Anticholinerge Nebenwirkungen sind Miktionsstörungen, Obstipation, Mundtrockenheit und Erhöhung des Augeninnendruckes. Aufgrund der hohen therapeutischen Breite sind Intoxikationen selten; problematisch sind jedoch die durch längere Einnahme hervorgerufenen Persönlichkeitsveränderungen und die Entwicklung einer psychischen Abhängigkeit. In höherem Alter kann vor allem Midazolam, das auch Amnesien (Gedächtnisstörungen) auslösen kann, paradoxe Reaktionen mit Unruhe und Erregungszuständen hervorrufen.

Als Indikationen gelten Angst- und Spannungszustände (Hyperventilation), Schlafstörungen, Muskelspasmen, epileptische Anfälle und Neuroleptanalgesie. Kontraindikationen stellen Myasthenia gravis, Schwangerschaft und Alkoholabhängigkeit dar.

Morphin ist ein stark wirkendes **Analgetikum und Rauschmittel**, das als Opiumbestandteil aus dem Saft des Schlafmohns gewonnen werden kann. Da Morphin nach oraler Gabe in Leber und Dünndarmepithel glucuronidiert und über die Niere ausgeschieden wird („first-pass-Effekt"), erfolgt die Applikation in entsprechend niedrigerer Dosierung intravenös.

Die Wirkungen werden zumindest im ZNS über spezielle **Opiatrezeptoren** vermittelt. Sie sind im einzelnen: starke Analgesie, Euphorie, Miosis, Sedierung bis zum Koma, Blutdruckabfall, Atemdepression (flache Atmung und niedrige Atemfrequenz), Bronchokonstriktion (durch Histaminfreisetzung aus Mastzellen, nicht über Opioidrezeptoren vermittelt), Hemmung des Hustenreflexes, Erbrechen, Obstipation durch Abnahme der Motilität, sowie **Koliken und Miktionsstörungen durch Tonuserhöhung der glatten Muskulatur vor allem im Bereich der Sphinkter**. Die aufgeführten Nebenwirkungen treten zum Teil bereits im analgetischen Dosisbereich auf und machen die Verabreichung von Begleitpräparaten notwendig.

Morphinartige Analgetika unterliegen der **Toleranzentwicklung**, sie müssen bei längerer Einnahme ständig höher dosiert werden. Während die analgetische, euphorisierende, emetische und antitussive Wirkung eine starke Toleranzentwicklung aufzeigt, nimmt die atemdepressive Wirkung nur geringfügig ab. Miosis und Obstipation unterliegen **keiner** Toleranzentwicklung.

Acetylsalicylsäure hemmt bereits in sehr niedriger Dosierung die Thrombozytenaggregation, es wirkt analgetisch, antipyretisch und in höheren Dosen entzündungshemmend. An Nebenwirkungen werden Schädigungen der Magenschleimhaut sowie durch erhöhte Leukotriensynthese bedingte Asthmaanfälle beobachtet. Höhere Dosierungen hemmen die Prothrombinsynthese (Verlängerung der Blutungszeit und erhöhte Blutungsneigung, insbesondere in Kombination mit Antikoagulantien) hemmen die Wehentätigkeit, reduzieren den renalen Blutfluß und können zentralnervöse Symptome sowie Leber- und Nierenschäden hervorrufen. **Toleranzentwicklung** wird nicht beobachtet.

Die Wirkung des weltweit am häufigsten konsumierten Medikamentes kommt durch die **irreversible Hemmung der Cyclooxygenase** und die damit verminderte Thromboxansynthese zustande. Aufgrund des fehlenden Zellkernes sind Thrombozyten nicht in der Lage, dieses Enzym nachzubilden. Acetylsalicylsäure wird in der Leber **hydrolytisch zu Salicylsäure deacetyliert**, glukuronidiert oder mit Glycin konjugiert und über die Niere ausgeschieden. Während der Schwangerschaft kann die langfristige Anwendung eine Erhöhung der Totgeburtsrate und einen vorzeitigen Verschluß des Ductus arteriosus Botalli auslösen. Intoxikationen führen nach einer anfänglich induzierten Hyperventilation zur metabolischen Azidose und Schädigung des Atemzentrums.

10.47 Antwort: D

Gemeinsamer Kommentar mit Frage 10.23.

10.48 Antwort: B

Tetrazykline sind Breitspektrumantibiotika, die die Proteinsynthese der Bakterien durch Anlagerung an die 30s-Einheiten der Ribosomen unterbinden und **bakteriostatisch** wirken. Sie werden nach oraler Gabe gut resorbiert und zum Teil in den Knochen eingebaut, aus diesem Grund sollten sie Kindern nicht verordnet werden. An weiteren Nebenwirkungen sind Leberschädigungen und die Phototoxizität zu nennen. **Doxycyclin** weist eine sehr hohe Plasmaeiweißbindung auf und besitzt aus diesem Grund eine lange Halbwertszeit, die Elimination erfolgt über die Gallenflüssigkeit.

Penicilline (Amoxycillin), Gyrasehemmer (Ofloxacin), Carbapeneme (Imipenem) und Aminoglykoside (Amikacin) wirken **bakterizid**.

10.49 Antwort: E

Durch ihre strukturelle Ähnlichkeit mit Dihydrofolsäure hemmen **Methotrexat, Aminopterin, Trimethoprim und Pyrimethamin die Dihydrofolat-Reduktase** und schränken damit neben der Nukleinsäuresynthese auch den Aufbau von Proteinen ein. Während Trimethoprim und Pyrimethamin in Kombination mit Sulfonamiden (additive Wirkungsverstärkung) zur Therapie von bakteriellen Infektionen (Trimethoprim) oder der Malaria (Pyrimethamin) eingesetzt werden, dienen Methotrexat und Aminopterin zur Behandlung von **Leukämien oder des Chorionkarzinoms**. Alle Präparate dieser Substanzgruppe werden renal ausgeschieden und müssen bei Niereninsuffizienz niedriger dosiert werden. Sie führen zur **Knochenmarkdepression** und können Neuritiden verursachen.

10.50 Antwort: A

Pyridostigmin und Neostigmin sind als quartäre Stickstoffverbindungen (NH_4^+-Gruppe) polare Substanzen, die die Blut-Hirn-Schranke nicht durchdringen können. Im Gegensatz dazu sind **Physostigmin** (reversible Hemmung der Cholinesterase), Parathion und sein Metabolit **Paraoxon** sowie **Fluostigmin** (irreversible Hemmung der Cholinesterase, Insektizide) lipophile Substanzen mit erheblichen zentralen Wirkungen bei versehentlich systemischer Gabe bzw. Intoxikationen.

10.51 Antwort: E

Die **Anticholinergika Butylscopolamin** und **Ipratropium** verdrängen Atropin von muskarinergen Rezeptoren, ohne auf Nikotinrezeptoren zu wirken und führen am Auge zur Mydriasis, am Herzen zu Tachykardie, in der Lunge zu Bronchodilatation, schränken die Schweiß- und Speichelsekretion ein und relaxieren die Sphinkter des Magen-Darm-Traktes. Indikationen sind demzufolge Bradykardien, Asthma bronchiale (Ipratropium) und Spasmen im Magen-Darm-Trakt. Prostatahypertrophie (Miktionsstörungen!) und akute Glaukomanfälle stellen Kontraindikationen dar.
Carbachol und Pilocarpin sind direkt wirkende **Cholinozeptor-Agonisten** an muskarinergen Rezeptoren, Physostigmin ist als Hemmstoff der Cholinesterase ein **indirekt** wirkendes Parasympathomimetikum.

10.52 Antwort: D

Die Kalziumantagonisten Verapamil, Nifedipin und Diltiazem **hemmen den passiven Ca^{2+}-Einstrom** in Herz- und Gefäßmuskelzellen. Die verminderte intrazelluläre Ca^{2+}-Konzentration führt zu einem geringeren ATP-Umsatz und **setzt die Kontraktionskraft von Herz- und Gefäßmuskelzellen herab**. Die Senkung des Blutdruckes durch periphere Vasodilatation im arteriellen Schenkel des Gefäßsystems und der verminderte Sauerstoffverbrauch des Herzens durch die negativ inotrope Wirkung rechtfertigen den Einsatz der Medikamente bei Hypertonie und koronarer Herzkrankheit, bedingen jedoch auch die Kontraindikation Herzinsuffizienz.
Eine Aktivierung der Adenylatzyklase durch β-Mimetika wie Dobutamin und Dopamin, eine Hemmung der Phosphodiesterase III durch Amrinon oder Enoximon sowie eine Hemmung der Na^+/K^+-ATPase durch Herzglykoside wie Digoxin und Digitoxin bewirken am Herzen einen **positiv inotropen** Effekt.

10.53 Antwort: D

Kaliumsparende Diuretika wie **Triamteren und Amilorid** hemmen im distalen Tubulus an den aldosteronabhängigen Natriumkanälen den Austausch von intratubulärem Natrium gegen intrazelluläres Kalium. Im Gegensatz zu dem Aldosteronantagonisten **Spironolacton** kommt die Wirkung nicht durch eine Verdrängung des Aldosterons, sondern durch eine direkte Blockade der Ionenkanäle zustande.
Furosemid ist wie Piretanid und Etacrynsäure ein stark wirkendes Diuretikum, das zur schnellen Ausschwemmung von Ödemen und/oder bei Herzinsuffizienz eingesetzt wird. Als **Schleifendiuretikum** hemmt es unabhängig vom pH die Chloridresorption des $Na^+/K^+/2Cl^-$-Carriers im aufsteigenden Teil der Henle'schen Schleife und führt zu einer vermehrten Ausscheidung von H_2O und der Ionen Na^+, K^+, H^+, Ca^{2+} sowie Mg^{2+}.
Mannit (Mannitol) ist, ebenso wie Sorbit, ein schnell wirkendes Diuretikum, das als Infusion verabreicht werden muß. Nach unveränderter glomerulärer Filtration erhöht es den osmotischen Druck im Tubulusinneren der Niere, führt zum tubulären Wassereinstrom, und bewirkt rein **physikalisch** eine vermehrte Ausscheidung von salzarmem Urin.

10.54 Antwort: E

Chronische Intoxikationen durch **Quecksilberverbindungen** äußern sich vor allem durch **zentralnervöse Symptome** wie erhöhte Erregbarkeit (Erethismus mercurialis), Depressionen, Verminderung der Konzentration, Sprachstörungen, Tremor und **Verfärbungen** der Zahnfleischränder. Aufgrund der erhöhten Lipophilie sind die Symptome bei organischen Verbindungen ausgeprägter als bei anorganischen.

Intoxikationen mit **Blei** äußern sich aufgrund einer Hemmung der Hämsynthese aus δ-Aminolävulinsäure an unterschiedlichen Angriffspunkten der Blutbildung und Schädigungen des Nervensystems. Betroffene Patienten zeigen als Bleisaum bezeichnete Verfärbungen der Zahnfleischränder und eine durch Gefäßverengungen bedingte, graublasse Hautfarbe. Trotz gesteigerter Blutbildung entwickelt sich eine hypochrome Anämie mit typischer basophiler Tüpfelung der Erythrozyten; Müdigkeit, Tremor, Krämpfe und Lähmungen (Radialisparese) weisen auf eine Schädigung des Nervensystems hin.
Aluminiumverbindungen können Enzephalopathien und Störungen des Phosphat- und Kalziumhaushaltes verursachen, wie **Thalliumverbindungen** (Haut- und Schleimhautschäden, Haarausfall, Polyneuropathie) verursachen sie keine Verfärbungen des Zahnfleischrandes.

10.55 Antwort: D

Kanzerogene Stoffe können direkt oder über Metabolite und Zwischensubstanzen Veränderungen der DNA hervorrufen und zu Entartungen von Zellen führen.
Onkogenes Potential besitzen:
- **aromatische Kohlenwasserstoffe**: Benzol, Benzpyren; Vorkommen in Lösungsmitteln und Verbrennungsabgasen.
- **aromatische Amine**: Diphenylamin, Naphtylamin; Vorkommen in Farbstoffen.
- **chlorierte Kohlenwasserstoffe**: Tetrachlorkohlenstoff, TCDD = „Dioxin" ; Vorkommen in Lösungsmitteln und Kunststoffen.
- **N-Nitroso-Verbindungen**: Nitrosamine, Nitrosamide; Vorkommen u. a. in Lebensmitteln und Zigarettenrauch.
- **Metalle**: Nickel, Arsen, Chrom.
- **Asbest**
- **Naturstoffe**: Aflatoxin (Aspergillus flavus), Cycasin (Cycaden-Nüsse).
- **Zytostatika und Immunsuppressiva**: z. B. alkylierende Substanzen wie Cyclophosphamid.
Quecksilber und Blei (☞ Kommentar zu Frage 10.54) lösen keine Krebserkrankungen aus.

10.56 Antwort: B

W! DDT, Lindan (Hexachlorcyclohexan) und **Aldrin** sind zyklische Kohlenwasserstoffe, die als **Insektizide** eingesetzt werden. Die durch Erregung des sympathischen Nervensystems geprägten akuten Vergiftungserscheinungen äußern sich in Übelkeit, Unruhe, Tremor, Krämpfen, Herzrhythmusstörungen und Atemlähmungen. **Hohe Lipophilie** und **chemische Stabilität** sind Gründe für die **Anreicherung der Substanzen im zentralen Nervensystem**, die schon mit der Aufnahme der Insektizide durch belastete Muttermilch beginnt.
Parathion und Carbaryl sind ebenfalls Insektizide, die jedoch zu einer irreversiblen (Parathion) Hemmung der **Cholinesterase** führen. Sie verhindern nach Einatmung oder **Resorption über Haut und Schleimhäute** den Abbau von Acetylcholin an Nervenendigungen und rufen nach wenigen Minuten stark parasympathisch geprägte Vergiftungserscheinungen hervor. Bradykardie, Blutdruckabfall, Atemnot, Lungenödem, Miosis und Speichelfluß werden von zentralen Symptomen begleitet. Die Präparate verursachen akute Vergiftungssymptome, die deutlich stärker als bei Chlorkohlenwasserstoffen ausgeprägt sind, werden im Organismus metabolisiert und **nicht über die Nahrungskette angereichert**.

10.57 Antwort: E

Das oxidierte, **3-wertige Eisenatom des Methämoglobins** verändert das Bindungsverhalten des Sauerstoffs an Eisen derart, daß dadurch der O_2-Transport des Blutes unterbunden wird. Intoxikationen äußern sich im Anfangsstadium durch eine deutliche **Zyanose** bei blasser Hautfarbe sowie in höheren Konzentrationen durch zunehmende Bewußtseinseintrübung, Lähmungen, schwere Atemnot und Tod. Die Behandlung erfolgt durch die Gabe von Sauerstoff; wiederholte Injektionen von Methylenblau (Toluidinblau) reduzieren das dreiwertige Eisen zu Fe^{2+} und ermöglichen damit wieder den Sauerstoffaustausch. Wichtige Methämoglobinbildner stellen Nitrate und Nitrite, Nitrobenzol, die Gase Stickstoffmonoxid und -dioxid, Aniline (Paracetamol) sowie Phenacetin und Sulfonamide dar. **Punktmutationen** im Bereich des α- und des β-Globin-Gens können zu einer angeborenen Methämoglobinämie führen, ebenfalls erblich ist der Glukose-6-Phosphat-Dehydrogenase-Mangel, der zu einer verminderten Aktivität der **Methämoglobin-Reduktase** führt.

Eine Störung der **Ferroxidase** verhindert die Oxidation von Fe^{2+} zu Fe^{3+} und unterbindet dadurch die Abgabe des Eisens aus den Endothelzellen in das Blut, Cyanide blockieren die **Zellatmung** durch Inaktivierung der Cytochromoxidase.

10.58 Antwort: E

Die Degeneration dopaminerger Neurone der Substantia nigra führt beim M. Parkinson zu verstärktem Einfluß des parasympathischen Systems und löst die Symptome Rigor, Tremor, Akinese aus. Medikamentös können parkinsonoide Krankheitsbilder durch **Neuroleptika** (Blockade von Dopaminrezeptoren im Striatum) oder durch zentral wirksame Muskarinrezeptor-Agonisten wie **Pilocarpin** induziert werden.

Da Dopamin die Blut-Hirn-Schranke nicht passieren kann, wird die physiologische Vorstufe **Levodopa** (L-Dopa) gegeben. Levodopa wird in Ganglienzellen zu Dopamin decarboxyliert und wirkt vor allem gegen **Akinese**. Um den peripheren Abbau zu Dopamin zu verhindern, wird Levodopa zusammen mit den Decarboxylasehemmern **Benserazid oder Carbidopa**, die nicht die Blut-Hirn-Schranke passieren können, verabreicht.

Amantadin fördert die Ausschüttung von Dopamin, **Selegelin** hemmt dessen Abbau (Monoaminooxydasehemmer). Das Anticholinergikum **Biperiden** (Blockade der m-Cholinozeptoren im Striatum) unterdrückt vorwiegend den Rigor, **Benzatropin** und **Metixen** wirken gegen den Tremor. **Bromocriptin stimuliert die zentralen Dopamin-D$_2$-Rezeptoren, Memantin** blockiert Glutamatrezeptoren.

10.59 Antwort: E

Nichtsteroidale Antiphlogistika wie Ibuprofen, Indometacin und Piroxicam führen durch eine Hemmung der Cyclooxygenase zu einer **verminderten Prostaglandinsynthese**. Die Prostaglandine PGE_2, PGI_2 und PGD_2 steigern den renalen Blutfluß, die glomeruläre Filtration und die Diurese und bewirken eine vermehrte Freisetzung von Renin aus der Nierenrinde. Das Glukokortikoid **Prednisolon** besitzt zudem eine mineralokortikoide Wirkung, die die Natrium- und Wasserretention verstärkt.

11. Biomathematik
(Fragen 11.1 – 11.5)

11.1   Antwort: B

Durch Randomisierung, d.h. zufällige Verteilung der Probanden zur Kontrollgruppe und der Gruppe mit der neuen Therapieform wird erreicht, daß sehr ähnliche Kollektive gestaltet werden, die sich nur in ihrer Therapieform unterscheiden (Strukturgleichheit). Behandlungsgleichheit kann nicht das Ziel einer klinischen Studie sein, wichtig ist, daß weder der behandelnde Arzt noch der Patient weiß, welche Therapieform der Patient erhält und daß sich die zu vergleichenden Wirkstoffe nicht in Geschmack und Aussehen unterscheiden.

Die **Repräsentativität** gibt an, inwieweit die Ergebnisse aus der untersuchten Gruppe auf die Bevölkerung übertragen werden kann, die Begriffe Sensitivität und Spezifität werden in dem Kommentar zu Frage 11.4 abgehandelt.

11.2   Antwort: B

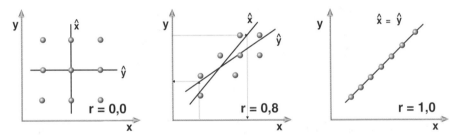

Regressionsanalysen dienen dazu, statistische Zusammenhänge zu verdeutlichen. Doch Vorsicht, **kausale Schlüsse sind nicht erlaubt.** Die Aussage, falls A, dann B, läßt nicht die Folgerung B, weil A zu.

Je nachdem, ob von einem x- auf einen y-Wert oder von einem y auf einen x-Wert geschlossen werden soll, werden zwei Regressionsgeraden so berechnet, daß die Abweichung in der x- oder y-Richtung minimal ist. So dient die Regressionsgerade $\hat{y} = a_{yx} + b_{yx} \cdot x$ zum Berechnen eines y-Wertes aus einem x-Wert. Als **Regressionskoeffizienten** bezeichnet man die Steigung der Geraden b_{yx} und b_{xy}, sie können wie die additiven Konstanten a_{yx} und a_{xy} beliebige Werte annehmen.

Der **Korrelationskoeffizient r beschreibt die Stärke des Zusammenhanges zwischen zwei Variablen** und nimmt Werte zwischen -1 und 1 an. Bei Werten unter 0 ist die Steigung der Regressionsgerade negativ. Beträgt der Korrelationskoeffizient 0, besteht kein Zusammenhang zwischen x und y; ist r = ±1 liegen alle Werte von x und y auf der Regressionsgeraden, $b_{yx} = b_{xy}$ und es gibt nur eine Regressionsgerade.

Statistische Tests werden angewandt, um zu prüfen, ob die Ergebnisse einer Untersuchung signifikant, d. h. nicht durch zufallsbedingte Streuung entstanden sind. Der Test beginnt mit Formulierung der **Nullhypothese H$_0$**, die behauptet, daß die Untersuchungsergebnisse zufällig entstanden sind (Nulleffekt). Die **Alternativhypothese H$_1$** stellt die gegenteilige Behauptung auf: Die Ergebnisse lassen sich nicht allein auf den Zufall, sondern auch auf andere Einflüsse zurückführen.

Mit Hilfe des χ^2-**Tests für Kontingenztafeln** kann untersucht werden, ob eine Abhängigkeit zwischen den beiden Behandlungsmöglichkeiten besteht. Aus vier absoluten Zahlen wird das Prüfmaß χ^2 errechnet und mit dem in Tabellen aufgeführten kritischen Wert verglichen, der den **Annahmebereich** abgrenzt. Liegt das Prüfmaß außerhalb des Annahmebereiches, wird die Nullhypothese verworfen: der Unterschied ist signifikant.

Aufgrund der zugrundeliegenden statistischen Verteilung lassen Tests keine absoluten Aussagen zu. Es läßt sich nur sagen, daß H$_0$ mit einer bestimmten Irrtumswahrscheinlichkeit abgelehnt oder angenommen wird. Diese **Irrtumswahrscheinlichkeit** α bezieht sich auf die Möglichkeit, **die Nullhypothese H$_0$ abzulehnen, obwohl sie tatsächlich zutrifft**, und wird auch als Signifikanzniveau oder Wahrscheinlichkeit für einen **Fehler 1. Art** bezeichnet.

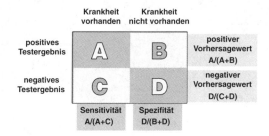

Sensitivität und Spezifität sind zwei Begriffe, denen in der medizinischen Diagnostik eine außerordentliche Bedeutung zukommt.

Die **Sensitivität** (A) gibt die Wahrscheinlichkeit an, mit der eine bestimmte Erkrankung richtig erkannt wird. Während sich durch die Sonographie fast jeder Gallenstein nachweisen läßt und damit diese Untersuchungsmethode eine hohe Sensitivität aufweist, ergibt die Ultraschalluntersuchung bei der Suche nach Tumoren im Darmbereich des öfteren falsch positive Befunde, die Sensitivität ist hier gering.

Da jedoch auch eigentlich gesunde Personen als krank eingestuft werden können, wurde der Begriff **Spezifität** (D) für die Wahrscheinlichkeit eingeführt, daß eine gesunde Person durch die Untersuchung auch als gesund eingestuft wird. Eine Untersuchung mit hoher Spezifität bietet sich im Anschluß an eine Untersuchung mit hoher Sensitivität an, um fälschlich als krank eingestufte Personen herauszufiltern.

Wie werden die Werte der Sensitivität und Spezifität nun bestimmt? Man führt dazu eine Erhebung mit der zu bewertenden Untersuchung und einer bekannten Untersuchung durch, die die entsprechenden Erkrankungen auch mit Sicherheit differenziert. Die Befunde der neuen Untersuchung werden mit denen der bekannten verglichen. Als Sensitivität bezeichnet man die Anzahl der durch die neue Untersuchung **richtig** als krank erkannten Personen geteilt durch die Anzahl der kranken Personen. Die Spezifität errechnet sich als Quotient aus den **richtig** als gesund erkannten Personen durch die Gesamtzahl der gesunden Personen. Eine Zunahme der falsch positiven Diagnosen (in der Abbildung B) verkleinert die Spezifität, dies ist in der Regel bei einer Ausdehnung des Referenzbereiches der Fall.

Ein weiterer Begriff ist der **Vorhersagewert** (prädiktiver Wert), er steht in enger Beziehung zu der Häufigkeit einer Erkrankung innerhalb der Bevölkerung. Die Lösung (E) bezieht sich auf den positiven prädiktiven Wert.

11.5 Antwort: C

Die **Fall-Kontroll-Studie** ist eine retrospektive Untersuchung, bei der ein Patientenkollektiv (passivrauchende Ehefrauen) einer Kontrollgruppe (nichtrauchende Ehemänner) zugeordnet wird. Im Gegensatz zu prospektiven Studien liegen bei Beginn der Untersuchung die zu erfassenden Daten bereits vor, was zu schnellen Ergebnissen bei geringen Kosten führt.

Einige bekannte Studienarten:
- **Erhebung**: Im Gegensatz zur Studie werden nur Daten gesammelt und kein Einfluß etwa auf die Behandlungsart genommen.
- **prospektive Erhebung**: Das Sammeln des Datenmaterials startet mit dem Beginn der Studie, wie z.B. bei der Framingham-Studie zur Erfassung kardiovaskulärer Risikofaktoren.
- **retrospektive Erhebung**: Bei Studienbeginn liegen die zu erfassenden Daten bereits vor. Beispiel: Archivarbeiten.
- **Querschnittstudie**: Erhebung, die an einer Gruppe nur einmal zu einem bestimmten Zeitpunkt durchgeführt wird, wie z.B. die Einstellungsuntersuchungen zum PJ.
- **Längsschnittstudie**: Wiederholte Beobachtungen von bestimmten Probanden über einen längeren Zeitraum (Verlaufsstudie). Beispiel: Steigerung der Prüfungsleistung nach Durcharbeiten von 1, 2, 3 und 4 mediscript-Heften zum 1. Staatsexamen.
- **Kontrollierte klinische Studie**: Prospektive Studie, bei der z.B. durch unterschiedliche, frei wählbare Behandlungsmöglichkeiten Einfluß auf die Probanden genommen werden kann und das Datenmaterial mit Beginn der Studie gesammelt wird.
- **Kohortenstudie**: In der Regel prospektive Studie, die über einen längeren Zeitraum bestimmte nicht frei wählbare Einflüsse auf eine Gruppe untersucht. Beispiel: Auftreten von Lungenerkrankungen in Abhängigkeit vom Zigarettenkonsum.
- **Interventionsstudie**: Langzeitstudie, bei der etwa die Auswirkung einer Änderung von Risikofaktoren auf die Gesundheit einer Bevölkerungsgruppe untersucht wird.

Literatur

1. **Pathologie**
   Riede, Wehner: Allgemeine und spezielle Pathologie, Thieme
   Sandritter, Thomas: Histopathologie, Schattauer
   Sandritter, Thomas: Makropathologie, Schattauer
2. **Humangenetik**
   Buselmaier, Tariverdian: Humangenetik, Springer
   Henning: Genetik, Springer
   Passarge: Taschenatlas der Genetik, Thieme
   Vogel/Motulsky: Human Genetics, Springer
3. **Medizinische Mikrobiologie**
   Hahn/Falke/Klein: Medizinische Mikrobiologie, Springer
   Jawetz et al: Medical Microbiology, Appleton & Lange
   Kayser/Bienz/Eckert/Lindemann: Medizinische Mikrobiologie, Thieme
   Müller: Mikrobiologie, Hippokrates
   Roitt/Brostoff/Male: Kurzes Lehrbuch der Immunologie, Thieme
4. **Geschichte der Medizin**
   Ackerknecht: Geschichte der Medizin, Enke
   Eckert: Geschichte der Medizin, Springer
   Lichtenthaeler: Geschichte der Medizin, Deutscher Ärzte-Verlag
5. **Anamneseerhebung und Krankenuntersuchung**
   Bates/Berger/Mühlhausen: Klinische Untersuchung des Patienten
   Dahmer: Anamnese und Befund, Thieme
6. **Erstversorgung akuter Notfälle**
   Peter/Frey/Hobhahn: Anästhesiologie, Enke
   Schumpelick/Bleese/Mommsen: Chirurgie, Enke
   Schuster: Notfallmedizin, Enke
7. **Radiologie**
   Jaschke/Claussen/Loose: Radiologie, Chapman & Hall
   Lissner: Radiologie I, Enke
   Willich/Georgi/Kuttig/Wenz: Radiologie und Strahlenschutz, Springer
8. **Pathophysiologie/Pathobiochemie**
   Buddecke: Grundriß der Biochemie, de Gruyter
   Classen/Diehl/Kochsieck: Innere Medizin, Urban & Schwarzenberg
   Heinecker: EKG in Praxis und Klinik, Thieme
   Krück: Pathophysiologie, Urban & Schwarzenberg
9. **Klinische Chemie**
   Buddecke: Grundriß der Biochemie, de Gruyter
   Döring: Klinische Chemie, Mediscript
   Jauk/Spitzauer: Klinische Chemie, Urban & Schwarzenberg
   Thomas: Labor und Diagnose, Die medizinische Verlagsgesellschaft
10. **Pharmakologie/Toxikologie**
    Forth/Henschler/Rummel: Pharmakologie und Toxikologie, BI
    Küttler: Pharmakologie und Toxikologie, Fischer
    Simon/Stille: Antibiotika-Therapie in Klinik und Praxis, Schattauer
11. **Biomathematik**
    Harms: Biomathematik, Statistik und Dokumentation, Harms-Verlag
    Harten/Nägerl/Schulte: Statistik für Mediziner, Chapman & Hall
    Lorenz: Gundbegriffe der Biometrie, Fischer
    Sachs: Angewandte Statistik, Springer

Sonstige Literatur
Pschyrembel: Klinisches Wörterbuch, de Gruyter
Roche: Lexikon Medizin, 4. neubearb. und erw. Auflage 1998, Urban & Schwarzenberg